常见病症古代名家医案选评丛书

总主编　盛增秀

盛增秀全国名老中医药专家传承工作室

组织编写

眩晕医案专辑

李晓寅　编撰

U0391706

人民卫生出版社

图书在版编目（CIP）数据

眩晕医案专辑/李晓寅编撰.—北京：人民卫生出版社，2017
（常见病症古代名家医案选评丛书）
ISBN 978-7-117-25483-0

Ⅰ.①眩…　Ⅱ.①李…　Ⅲ.①中医内科-眩晕-医案-汇编
Ⅳ.①R255.3

中国版本图书馆 CIP 数据核字（2017）第 285946 号

| 人卫智网 | www.ipmph.com | 医学教育、学术、考试、健康，购书智慧智能综合服务平台 |
| 人卫官网 | www.pmph.com | 人卫官方资讯发布平台 |

眩晕医案专辑

编　　撰：李晓寅
出版发行：人民卫生出版社（中继线 010-59780011）
地　　址：北京市朝阳区潘家园南里 19 号
邮　　编：100021
E - mail：pmph @ pmph.com
购书热线：010-59787592　010-59787584　010-65264830
印　　刷：北京铭成印刷有限公司
经　　销：新华书店
开　　本：850×1168　1/32　印张：6.5
字　　数：105 千字
版　　次：2017 年 12 月第 1 版　2017 年 12 月第 1 版第 1 次印刷
标准书号：ISBN 978-7-117-25483-0/R · 25484
定　　价：29.00 元

打击盗版举报电话：010-59787491　E-mail：WQ @ pmph.com
（凡属印装质量问题请与本社市场营销中心联系退换）

常见病症古代名家医案选评
丛书编委会

总　主　编　盛增秀

副总主编　江凌圳　竹剑平　王　英

编　　委（以姓氏笔画为序）

　　　　　　王　英　白　钰　冯丹丹

　　　　　　朱杭溢　竹剑平　庄爱文

　　　　　　江凌圳　李荣群　李晓寅

　　　　　　沈钦荣　陈永灿　高晶晶

　　　　　　盛增秀

学术秘书　庄爱文

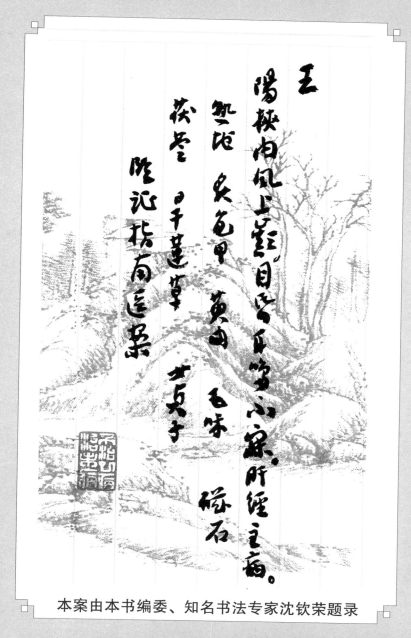

阳极内风上壅，目暗耳鸣，小溲所经之痛。熟地、炙龟甲、黄芩、石味、磁石、获誉、甘千莲草、女贞子、隆记杞菊地黄汤。

本案由本书编委、知名书法专家沈钦荣题录

总　序

　　近代国学大师章太炎尝谓:"中医之成绩,医案最著。 欲求前人之经验心得,医案最有线索可寻,循此钻研,事半功倍。"清代医家周学海也曾说过:"宋以后医书,唯医案最好看,不似注释古书之多穿凿也。 每部医案中,必有一生最得力处,潜心研究,最能汲取众家之所长。"的确,医案是历代医家活生生的临证记录,最能反映各医家的临床宝贵经验,堪称浩瀚祖国医学文献中的宝中之宝,对临证很有指导意义和实用价值。 如清代温病学大家吴鞠通所撰《温病条辨》,他将散见于叶天士《临证指南医案》中有关温病的理、法、方、药和经验,列成条文的形式,汇入该书之中。 据不完全统计,《温病条辨》从《临证指南医案》的处方或加以化裁的约90余方,如桑菊饮、清宫汤、三香汤、椒梅汤等均是。举此一端,足见前人医案对后世影响之深远。 众所周知,中医有关医案的文献资料极其丰富多彩,其中不乏医案专著，但自古迄今，国内尚缺乏一套集常见病症古代名家医案于一体并加以评议发挥的系列丛书，因而给查阅和临床参考应用带来不便，以致传统医案精华未能得到充分利用。有鉴于此，我们在深入调研、广搜文献资料基础上，精选清末（1911 年）以前（个别是清末民初）名家的医案，并加以评议，编写了一套《常见病症古代名家医案选评丛书》。

本套系列丛书，以每一病症为一单元而编成专辑，包括中风、眩晕、泄泻、肿胀、瘟疫、咳嗽、哮喘、不寐、痹证、胃脘痛、惊悸、黄疸、胸痹、头痛、郁证 15 个专辑，堪称鸿篇巨制，蔚为大观。

本丛书体例以病症为纲，将名家医案分类后归入相应专辑，每案注明出处，"评议"务求客观准确，且融以编者的心得体会和临床经验，着力阐发辨证施治要点，辨异同，明常变，有分析，有归纳，使人一目了然，从中得到启发。

丛书由全国名老中医药专家盛增秀任总主编。所在单位浙江省中医药研究院系浙江省中医药文化重点学科建设单位，又是国家中医药管理局中医文献学重点学科建设单位。大多数编写人员均长期从事文献整理研究工作，既往对古代医案的整理研究已取得了较大成绩，曾出版《重订王孟英医案》《赤厓医案评注》等书，受到读者欢迎。

本丛书具有以下几个特点：

一是本着"少而精"的原则，主要选择内科临床常见病症予以编写，这样能突出重点，实用性强。

二是本书是系列丛书，每一病症单独成册（专辑），读者既可购置全套，又可根据需求选购一册。

三是全书每则医案加"评议"，有分析，有发挥，体现出继承中有发扬，整理中见提高。

医案在很大程度上反映一个医生的技术水平和治学态度。时下，不少医生书写医案粗枝大叶，不讲究理、法、方、药的完整性和一致性。更有甚者，有些医生处方东拼西凑，喜欢开大方、开贵重药品，有失配伍法度。本丛书所选名家医案，对读者临证书写医案有重要的指导和借鉴作用，有利于提高诊疗能力和学术水平。此外，也为教学、科研和新药的开发提供珍贵的参考文献。

限于水平，书中缺点和不足之处在所难免，祈求读者指正。

盛增秀全国名老中医药专家传承工作室

2017 年 1 月

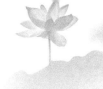

前　言

　　眩晕是临床十分常见的一种病证，古代医家在漫长的临床实践中，对眩晕病因、病机的认识不断深入，积累了丰富的治疗经验，这宝贵的不传之秘，许多都隐藏在其医案著述中。笔者本着"少而精"的原则，从众多的古代眩晕医案中，选择其中典型案例，或辨证独具慧眼，或用药匠心独运，或案例罕见，或效果显著，对今天临床有启示和借鉴作用者，共百余则予以评议。兹将编写中的有关问题，概述如下：

　　一、每则医案的标题系编者所加，系针对该案的病因、病机和治法等，加以提炼而成，旨在提挈其要领，突出其特色，起到提示作用。

　　二、每案先录原文，并标明出处。根据编写者的学习心得，结合临床体会，对该案进行评议，力求评析精当，旨在阐发辨证施治要点和处方用药的特色，辨异同，明常变，有分析，有归纳，让人一目了然，从中得到启迪。

三、对少数难读难解的字和词予以注释、注音，解释力求准确妥帖，文字简洁明白，只注首见处，复出者恕不再注。

四、由于所辑医案时代跨度较大，其作者生活的地点亦不相同，因此对于同一药物，称谓不甚统一，为保存古书原貌，不用现代规范的药名律齐。

五、古代医案中有些药物如犀角、虎骨等现在已禁用或不用，读者可寻求替代品，灵活变通为是。

诚然，笔者在编撰本书时花了很多精力，力求保证书稿的质量，但限于水平，书中缺点和不足之处在所难免，敬请指正。

李晓寅

2017 年 1 月

目　录

🌸 上热下寒针药并用治眩晕案 🌸

参政杨公七旬有二，宿有风疾。于至元戊辰春，忽病头旋眼黑，目不见物，心神烦乱，兀兀欲吐，复不吐，心中如懊憹之状，头偏痛，微肿而赤色，腮颊亦赤色，足胻冷，命予治之。予料之，此少壮之时，喜饮酒，久积湿热于内，风痰内作，上热下寒，是阳不得交通，否之象也。《经》云：治热以寒。虽良工不敢废其绳墨，而更其道也。然而病有远近，治有轻重。参政今年高气弱，上焦虽盛，岂敢用寒凉之剂，损其脾胃。《经》云：热则疾之。又云：高巅之上，射而取之。予以三棱针约二十余处刺之，其血紫黑，如露珠之状，少顷，头目便觉清利，诸证悉减。遂处方云，眼黑头旋，虚风内作，非天麻不能除。天麻苗谓之定风草，此草独不为风所摇，故以为君。头偏痛者，乃少阳也，非柴胡、黄芩酒制不能治。黄连苦寒酒炒，以治上热，又为因用，故以为臣。橘皮苦辛温，炙甘草甘温补中益气为佐。生姜、半夏辛温，能治风痰，茯苓甘平利小便，导湿热引而下行，故以为使。服之数服，邪气平，生气复而安矣。

天麻半夏汤：治风痰内作，胸膈不利，头旋眼黑，兀兀欲吐，上热下寒，不得安卧。

天麻　半夏各一钱　橘皮去白　柴胡各七分　黄芩酒制炒　甘草　白茯苓去皮　前胡各五分　黄连三分，去须

上九味咬咀，都为一服，水二盏，生姜三片，煎至一盏，去渣，温服，食后。忌酒面生冷物。（《卫生宝鉴》）

❀【评议】"上热下寒"是本例的病理症结所在。热者寒之，鉴于患者年高体弱，治法因人制宜有所变通。其对组方配伍精当，唯缺温下寒之品，是其不足之处。案中谓"高巅之上，射而取之"，对临床用药很有指导作用。又《脾胃论》有云："足太阴痰厥头痛，非半夏不能疗；眼黑头旋，虚风内作，非天麻不能除"，故方用天麻、半夏。针药并施，眩晕自除。

❀ 肝虚感受风邪眩晕案 ❀

一妇人，脑左肿痛，左鼻出脓，年余不愈，时或掉眩，如坐舟车，正许叔微所谓肝虚风邪袭之而然也。以川芎一两，当归三钱，羌活、旋覆花、细辛、蔓荆子、防风、石膏、藁本、荆芥穗、半夏曲、干地黄、甘草半两，乃制一料，每服一两，姜水煎服而愈。（《外科心法》）

❀【评议】《素问·至真大要论》云："诸风掉眩，

皆属于肝"。本例"时或掉眩，如坐舟车"，乃肝虚受风，虚实夹杂，总以外感风邪为主，故用药有疏有补，兼顾虚实。

体肥湿热致眩晕麻木案

一妇人体肥胖，头目眩晕，肢体麻木，腿足痿软，自汗身重，其脉滑数，按之沉缓。此湿热乘虚也，用清燥、羌活二汤渐愈，更佐以加味逍遥散全愈。（《校注妇人良方》）

【评议】 肥人多痰湿，阻于中焦，清阳不升则作头目眩晕；阻滞经络则发为肢体麻木；湿郁化热，是以脉象滑数。故以清燥汤、羌活汤清利湿热，祛痰通络，升清降浊。盖"妇人以肝为先天"，遂佐以加味逍遥散，清肝健脾，养血和营，调理而愈。

气虚头晕久年案

一妇人素头晕，不时而作，月经迟而少，此中气虚弱，不能上升而头晕，不能下化而经少，用补中益气汤而愈。后因劳仆地，月经如涌，此劳伤火动，用前汤加五味子，一剂而愈。前症虽云气无所附，实因

脾气亏损耳。(《校注妇人良方》)

❀【评议】 张景岳有云:"无虚不作眩。"本案妇人中气虚弱,则升举无力;生血不足,则营阴亏虚,是以气血不能上供于脑,而发眩晕。治予补中益气汤补气养血,升清举陷,而眩晕不发而经水如期。之后因劳伤而发经水如涌,仍为中气不足,以致气虚下陷,摄血无权,以补中益气汤加五味子,补敛并施,药到病除。

❀ 误治成痰厥头痛眩晕案 ❀

一妇人畴昔有脾胃之症,烦躁间显,胸膈不利而大便秘结。时冬初,外出晚归,为寒气怫郁,闷乱大作。此火不得伸故也,医漫投疏风丸,大便行而其患犹尔,继疑药力微,益以七八十丸,下两行,而其患犹尔,且加吐逆,食不能停,痰甚稠黏而涌吐不已,眼黑头旋,心恶烦闷,气促,上喘无力,心神颠乱,兀兀不休,口不欲言,目不欲开,如坐风云中_虚,头痛难堪,身若山重_湿,四肢厥冷_寒,寝不能安。夫前证胃气已损,复两下之,则重虚其胃,而痰厥头痛作矣。以白术半夏天麻汤。方载丹溪。(《名医类案》)

❀【评议】 案中前医投大剂疏风丸,此方出《儒门事亲》："诸痰在于膈上，使头目不能清利，涕唾稠粘，或咳唾喘满，或时发潮热，可用独圣散吐之，次服加减饮子，或疏风丸，间而服之"，方由通圣散一料加天麻半两，羌活半两，独活半两，细辛半两，甘菊半两，首乌半两而成。看似对症，但缘何仅大便行而病不减？本案病妇素有脾胃之症，脾胃之气已有虚损，疏风散乃汗下之剂，服之则重伤脾胃，故发痰厥头痛，正合白术半夏天麻汤证。

🌸 刺头出血治风眩头重案 🌸

秦鸣鹤，侍医也。高宗苦风眩头重，目不能视，召鸣鹤诊之。鹤曰：风毒上攻，若刺头出少血，即愈矣。实。太后自帘中怒曰：此贼可斩。天子头上岂试出血处耶？上曰：医之议病，理也，不加罪。且吾头重闷，甚苦不堪，出血未必不佳。命刺之。鸣鹤刺百会及脑户出血。脑户禁刺，非明眼明手不能。上曰：吾眼明矣。言未竟，后自帘中称谢曰：此天赐我师也。赐以缯宝。（《名医类案》）

🌸【评议】 风眩头重，目不能视，病位在头，《灵枢·邪气脏腑病形》有载："十二经脉，三百六十五络，其血气皆上注于面而走空窍。"本案风毒上攻，侵犯清阳之位，故作头眩而视物不明。据《针灸甲乙经》，百会可主"顶上痛，风头重，目如脱，不可左右顾"，脑户可主"头重顶痛，目不明，风到脑中寒，重衣不热，汗出，头中恶风"；刺络放血，一则邪气随血而出，二则气血通畅新血乃生，故针刺两穴出血而邪去正安矣。

上焦痰火受风作眩案

沈晴岳先生，五更耳鸣，腹不舒畅，稍劳则烘然热，自汗。脉右关滑大有力，左脉和缓，原为当风睡卧而得，素来上焦有痰火，午后过劳或受饿，大作眩晕，冷汗津津，再不敢动，稍动则呕吐，此皆痰火所致，盖无痰不作晕也。先与藿香正气散一帖，以去表里之邪，继与温胆汤加天麻，服后眩晕、呕吐皆止。次日诊之，右关脉仍滑，此中焦食积痰饮胶固已久，卒难动摇。姑以二陈汤加枳实、黄连、滑石、天花粉、天麻、竹茹调理，后以当归龙荟丸加牛胆、南星、青礞石，凡数帖痊愈。（《孙文垣医案》）

【评议】"无痰不作眩"，本例眩晕乃痰火所为，故用温胆汤加天麻，堪称对证之治。程钟龄有云："头旋眼花，非天麻半夏不除是也，半夏白术天麻汤主之，温胆汤亦主之"，故服后眩吐皆止。

🌸 白术半夏天麻汤治眩验案 🌸

大宗伯董浔老夫人，常眩晕，手指及肢节作胀。脉右寸软弱，关滑，左脉弦长，直上鱼际，两尺皆弱，此亢而不下之脉。《难经》所谓木行乘金之候也。总由未生育而肝经之血未破尔。《内经》云：诸风掉眩，皆属肝木，兼有痰火，治当养金平木，培土化痰。以白术半夏天麻汤，正与此对。服两帖而眩晕平。再与六君子汤加天麻、白僵蚕以治其晕，加白芍药以泻肝，麦门冬、人参以补肺金，麦芽、枳实、神曲、苍术以健脾，使宿痰去而新痰不生。少用黄柏二分为使，引热下行，令不再发。（《孙文垣医案》）

🌸【评议】 肾阴亏虚，不能涵木，叶天士云："肾液不营，肝风乃张"，是以肝木横肆，木行乘金；且年高体衰，髓海失养，兼有痰火，眩晕由是而作。先予白术半夏天麻汤，眩晕平后再施六君子汤加减以标本兼治，治晕同时不忘泻肝火、补肺金、健脾气，盖"脾为生痰之源，肺为贮痰之器"故也。

🌿 痰火上扰作晕内外同治案 🌿

王敬泉，头晕且痛，起则倒仆，胸膈胀闷如绳束缚，呕吐而食饮皆不得入，六脉俱涩，此痰饮挟木火之势而作晕也。先以济生竹茹汤而吐不止，且烦躁发眊①、发热。再与芦根汤，连进二碗，气眊稍定。再以吴茱萸一两为末，以鸡子清调涂两足心，引火下行，外用二陈汤加姜汁炒黄芩、黄连、旋覆花、枇杷叶、丁香、白豆仁、槟榔、柴胡，水煎服之。服后热退，大便亦行，头晕呕吐皆止。惟胃脘有一块作痛，仍与前药两剂，而块亦消。（《孙文垣医案》）

🌀【评议】 足心疗法即"涌泉疗法"，据中医经络理论，足心可通过经络系统内连于五脏六腑，外络于四肢百骸，故可通治全身多种疾患。吴茱萸性热善祛寒，涂足心却多用于人体上部热性病症，与其内服散寒助阳、降逆止呕之功相悖，何故？李时珍在载吴茱萸治咽喉口舌生疮后指出："其性虽热，而能引热下行，盖亦从治之义"，认为吴茱萸降逆之功，既可用于阴寒气逆，也可用于火热炎上，而能"引热下行"。《本经疏证》亦曰："夫吴茱萸之辛，其中有苦，且以

---

① 眊：(è 厄)，饱声。

苦始，又以苦终，惟其苦转为辛，而知其能降阳，原系理之常，无足怪也。"现代临床将吴茱萸研末醋调敷两足心之外治疗法应用于高血压、鼻出血、腮腺炎等症，疗效确切。

下元虚惫眩晕案

程宅一老妪，年八十余，常头晕脚软，撑载上身不起，行须人扶，否则眩晕跌仆。大便溏泄，小水淋沥，此下元虚惫所至。以人参、黄芪、白术、薏苡仁各二钱，山茱萸、杜仲、茯苓各一钱，陈皮、山药、粉草各八分，八帖而愈。（《孙文垣医案》）

【评议】 耄耋之年，精血暗耗，五脏之伤，穷必及肾，肝肾俱虚，气血两亏，不能上荣下达：上不能填充髓海，髓海空虚故头晕、头眩；下不能灌溉四末，四肢失养故脚软跌仆。方用参苓白术散、六味地黄丸合化，滋肾填精，气血双补，服后果愈。

怒触痰火致眩晕案

孙如亭令政，年过四十，眼偶赤肿，两太阳疼痛，大便不行者三日。平时汛期一月仅二日，令行四日，犹且未止。里有开化余云谷者，自谓眼科捷手，医治逾候，肿赤不消，而右眼内眦突生一白泡，垂与鼻齐，大二寸余，余见而骇走，以为奇疾，莫能措剂。又见其呕吐眩晕，伏于枕上，略不敢动，稍动则眩愈极，吐愈急，疑其变而不治。予为诊之，两寸关脉俱滑大有力，两尺沉微。予曰：此中焦有痰，肝胆有火，必为怒气所触而然。《内经》云：诸风掉眩，皆属肝木，诸逆冲上，皆属于火。盖无痰不作晕也。眼眦白泡，乃火性急速，怒气加之，气乘于络，上而不下，故直胀出眼外也。古壮士一怒而眦裂，与白泡胀出眦外理同，肝为血海，故血亦来不止，治当抑其肝木，清镇痰火，则诸症自瘳。先用姜汁益元丸，压其痰火，以止其吐，再以二陈汤加酒连、酒芩、天麻、滑石、吴茱萸、竹茹、枳实，煎饮。一帖吐止晕定，头稍能动。改用二陈汤加芩、连、谷精草、香附、夏枯草、吴茱萸、薏苡仁，两剂赤肿消，白泡敛，四剂痊愈。血海亦净，从是后不发。（《孙文垣医案》）

● 【评议】《伤寒论》曰："少阳之为病，口苦，咽干，目眩也。"少阳脉起于目锐眦，其交者，从耳后入耳中，出走耳前，而胆与肝相表里，肝开窍于目，故本案中，肝胆邪热为怒气所触发，上扰清窍，则两太阳疼痛，呕吐眩晕，眼生白泡，赤肿不消；进犯下焦，则大便不行，经血不止。治以抑其肝木，清镇痰火为主，施治先止吐定晕，再消目赤肿，处置得宜，终获痊愈。

上盛下虚清上补下验案

吴双泉公，两寸脉洪大，两关滑，两尺沉微，此阳亢阴微之候，上盛而下虚也。上盛者，痰与火，下虚者，肾经真阴不足也。法当清上补下，上清则头目清利，耳鸣眩晕之症可除，下实则腰膝不酸，筋骨强健。清上用清中丸，贝母、橘红、枳实、海石、山楂、茯苓、白芥子、黄连、黄芩、滑石、青黛、神曲为丸，食后茶送下二钱。补下用既济丹，辰砂、磁石各一两，熟生地四两，黄柏、知母、菟丝子、柏子仁各二两，牛膝、枸杞子、白茯苓各一两半，炼蜜为丸，梧桐子大，空心淡盐汤送下八九十丸。（《孙文垣医案》）

【评议】《黄帝内经》云："髓海不足，故脑转耳鸣"，朱丹溪云："无痰不作眩，痰因火动"，本案患者上有痰火，下亏肾阴，上盛下虚。阴虚、痰火两端，均可致眩晕，且阴虚为本，痰火为标，故予清上补下之法，分而治之。清上用清中丸，化痰降火，清利头目，耳鸣眩晕之患可止；补下用既济丹，升降水

11

火，滋填潜降，腰膝酸软之症可除。

🦋 肝脾不伸气血两虚案 🦋

白下缮部戴养吾夫人恙，召诊。寸关不透，体常倦怠，眩运不食，胸膈痞满，予以为肝脾之气不伸，用八珍加升麻、柴胡，愈而体实。每病，取前方服之即安，后之瑞安，之滇南，十五年皆倚恃焉。若稍为加减，便不获效。养吾公解组林下，每过湘水，必得良晤，尝以夫人为信心此方也。夫人性静体厚，起居安适，是以气血不振而消沮，故于补气血药中，加开提之剂。盖得其性情，如布帛、菽粟，若将终身焉者。所云信心二字，真为良药，世之任医，厌常喜新，安得恒守一方至十五年耶？（《芷园臆草存案》）

🔘【评议】《景岳全书》指出："眩运一证，虚者居其八九"，案中用八珍汤以双补气血。由于此妇性静体厚，生活起居过于安逸，以致气血呆滞，故于八珍汤中，加入升麻、柴胡，一可升阳举陷，引血上行脑络；二可开提解郁，助行气血，使得全方补而不滞，服后阳升脑荣，诸症自除。案中"信心"二字，意指病者要信任良医良药，不宜朝秦暮楚，"厌常喜新"地频换医生，影响疗效。

吐法治眩晕验案

先君寿峰公，少壮时，颇好酒，因致酒病。自四旬之外，遂绝戒不饮。后到七旬，因除夜之乐，饮一小杯，而次早眩晕不能起。先君素善吐法，有记在痰饮门。因吐去清痰，而眩晕顿愈。原其所由，则一杯之酒，何遂为痰？不过以恶酒之脏，而忽被酒气，则真阴清气为之淆乱而然。吐去痰饮，酒气可除，吐能升气，清阳可复，此作治痰，而实以治乱耳。故志此以见其义。（《景岳全书》）

【评议】 张子和《吐式篇》云："凡病在上者皆宜吐，然自胸以上大满大实，痰如胶漆，微汤微散皆儿戏耳，若非吐法，病安能除？"景岳深感其吐法之妙，遵而用之，于本案中，吐去痰饮，则气得伸，郁得散，清阳得复，则眩晕可除。在上者涌之，以涌吐之法治眩晕，颇为简要精当，可供借鉴。

阳不归原头眩案

一妇年五旬，二寸浮洪，二尺小，右关弦，不思食，头眩。余曰：二寸浮洪，病主头眩，亦主上膈不清。此阳气虚而越上，不能归根复元，以致丹田气虚寒，不能温养脾胃，是以右关脉弦，饮食不消而少餐也。理宜敛阳气归于下焦丹田之内，下焦温暖，脾胃自健，水谷自化矣。用桂制白芍六分，五味子二分，白茯一钱，紫苏五分，黑姜三分，人参五分，杜仲一钱，破故纸五分，炙草四分，汤泡半夏一钱，加煨姜，十余剂而愈。（《慎柔五书》）

❀【评议】 本案凭脉参症，断其病机为"阳气虚而越上，不能归根复元"，眩晕由生，故予敛阳温下之剂而病瘥。此善诊脉者也，正如《黄帝内经》所言："观权衡规矩而知病所主，按尺寸观浮沉滑涩而知病所生以治"。

❀ 矜惧发病眩晕似中风案 ❀

长兴林中尊，年逾五旬，因送按台回县，舟中便觉身体倦怠，头目眩运，比至衙，即头振动摇，欲语不能出声，喉中喘急。众医齐集，所投者，惟以牛黄苏合丸，大小续命汤而已。予适在省中，令人急追，及至，已旬日矣，诸症如故。予诊之，六脉沉缓而弱，左关尺尤甚，此肝肾经虚，精气暴夺之症也。及审所以发病之由，乃因按院临湖，严厉特甚，动辄督过，自迎接行香，以至考察起行，惟恐失错，劳烦之极，归即病作耳。予思《内经》云：诸风掉眩，皆属于肝。刘河间曰：此非外来风邪，由将息失宜，肾水不足，心火亢甚所致。且《内经》又云：诸逆冲上，皆属于火。今振动喘逆，非诸风掉眩，与诸逆冲上乎？此必由肾气不足，无以制火故也。其公子及在衙之人俱曰：老爷平日极其保养，何为肾虚？予曰：人至中年之际，肾气原自不足，且《内经》曰：恐伤肾。恐惧不已，火起于肾。今大人趋承按院，矜持太过。损伤肾气，遂令火无所制，热极生风，故言语不能作声也。《内经》曰：恐则气下。声者气之所发也，今气下，故声不出也。且肝肾二经之脉，俱挟舌本，则声之不出，亦二经不足之故。宜壮二经之气，以治其标，滋二经之血，以治其本。众人慁服，因处一方，枸杞为君，以辅肾，天麻、川芎为臣，以益肝，三味虽二经之主药，然非人参无以为助，又用人参，少加附子以为佐，天冬、麦冬以为使，二剂约数两，服后诸症顿减。用八味丸间服，至十剂而全愈矣。

卢绍庵曰：按《内经》曰：五八肾气衰，髪堕齿枯；六八阳气衰竭于上，面焦发鬓斑白；七八肝气衰，天癸竭，精少，肾脏衰，形体皆极。又曰：年四十而阴气自半，起居衰矣；年五十体重，耳目不聪明矣。林公已逾五旬，劳烦外伤其形体，矜持内耗其精气，病发似有余之中风，而不知不足之虚症也。先生引经旨以治疗，若合符节，群医詟①服，病者立愈，何其神妙若此？稽古之力也。（《陆氏三世医验》）

❀【评议】　本例患者年逾五旬，已近七八之年，纵是平日保养得宜，肾气仍难免亏虚。且近日矜惧太过，肾在志为恐，由此肾精大亏，水火不济，涵木无权，心火亢盛，以致目眩头摇。前医错判虚实，误作有余之中风治，故无收效。陆氏从虚而治，补益肝肾，滋阴降火，清上实下，标本兼治，服之全安。临证明辨虚实，不可盲从于症状，当结合病者实际，综合考量，方为周全。本案引经据典，对脉因证治做了精辟的阐述，是不可多得的佳案，值得玩味。

❀ 本虚邪实头晕案 ❀

陈巽源夫人，向有头眩之症，不曾服药，少顷亦止。八月中旬，因日间作劳烦闷，饮酒数杯，坐月中更余，方就寝，比卧，便觉身体微热不安，至清晨，已栉沐矣。第未早膳，忽眼黑头旋，且微痛，如在风云中，发比平时剧甚，因延一医诊治，不告以日间作

———————————
①　詟（zhé 折）：震慑。

劳，及夜坐月下之故，但以平日头晕片时即止，不甚为害，此番一日夜矣，且更痛闷难忍，欲急疗之。医谓脉得浮数，此热极生风也，遂用芩连山栀辈以清之，二剂眩晕不减，头痛如破，上半体如火之热，而欲厚覆。医以无痰不作眩，再以清火之药合二陈汤投二剂，亦不效。予诊其脉，左手浮弦而紧，右手浮数而弱，且寸强尺微。右脉乃正气之虚，左脉乃邪气之实，尺微寸强，邪在上也，此必乘虚感邪，中于上焦所致。因细询之，始得所以发病之由。予曰：《灵枢经》云：筋骨血气之精，而与脉并为目系，上属于脑。后出于项中。故邪中其项，因逢其人之虚，其入深，则随眼系以入于脑，入于脑则脑转，脑转则目系急，目系急则目眩以转矣。今夫人作劳以致烦闷，可不谓虚乎？月下坐至更余，头项之间，能不为雾露之阴邪所中乎？法当驱上焦之邪，补中焦之气，而徐议消痰清火则自愈矣。因先用参苏饮，加藁本二剂，头痛顿止，眩运亦少差；再以补中益气佐以二陈芩连。数剂而安。

卢绍庵曰：头眩是旧病，感冒是新病。《内经》云：先受病为本，后受病为标，急则治其标，缓则治其本。不解表而清火，宜其病之益剧。因其体虚误药，先生乃以参苏饮，攻补兼施，继用补中益气汤培植其源，前后次序，井井有条，可为后学之式。
(《陆氏三世医验》)

🌀【评议】 患者素有头眩，少顷即止，可见正气素亏，此次日间作劳，夜坐月下，劳倦体虚加之阴邪侵扰，是以出现上焦邪实、中焦正虚的虚实夹杂之证。前医以脉得浮数而当热极生风治之，头痛反增。陆氏详询病由，细诊其脉，对症用药，诸症方蠲。卢绍庵对本病的标本缓急，用药次第，所按极是，足资参考。

🌀 脉症从舍二例案 🌀

孙景阳尊正，年近五旬，向患痰火，发则头空眩晕，饮食减少，旋发旋愈，盖有年矣。迩来，更甚于前，医药祈祷，靡所不至，将及月余，延予诊视。六脉洪滑而数，按之有力，其外症肢冷面赤，肌肉黄瘦，水谷不进，不时眩晕，甚则昏不知人，昼夜数发。观其现症，似不可攻，幸其脉来有神，须当弃症凭脉，乃用枳实、瓜蒌、胆星、贝母、芩、连、橘红、牙皂，搀入姜汁、竹沥，满饮巨瓯，吐痰数碗，四肢渐温。继用牛黄五分，配以蜡丸，顿服三丸，徐徐频饮，竹沥催之，腹中鸣响。后服润字丸三钱，大便去污垢若干，病势顿减。以后清火、消痰、健脾、养血，调理而安。

　　昏晕乃是痰涎壅塞所致，故症似虚脱，而脉洪滑有力，原是有余。盖胃与二肠，上下相通，胃之上口曰贲门，胃之下口曰幽门，大小肠分别处曰阑门，下极曰魄门。痰之为物，随气升降，无处不到，兹病之发，是痰为碍，肠胃充满，门路壅塞，三焦之气，不得流行，以致症候若此。乃用汤液宣涌其上焦之污浊，蜡丸牛黄荡逐其中焦之凝滞，润字丸疏利其下焦之燥结，三焦顺畅，门路开通，中宫运转，邪无容地矣。（《陆氏三世医验》）

　　吴淑止尊正，躯体壮盛，自来有痰，初出口时，稀白澄清，吐出在地，良久反稠腻之极。但遇劳繁，即眩晕昏冒，迩年频而且重，两三日一发，始则号叫异常，继而不知人事，角弓反张，食顷乃苏，四肢厥冷，胸腹满硬，六脉如丝，细而且涩。予以为寒痰凝滞中焦，用二陈、导痰汤、半夏有四五钱，服后，一夜不安，痰壅愈甚，口舌燥渴。因想脉症不同，兹当弃脉从症，改用贝母、芩、连、枳、桔、花粉、前胡、胆星、瓜蒌、竹沥、姜汁煎汤，吞送润字丸五六分。数服之后，胸膈柔软，昏晕已除，大便数日不行，乃用滚痰丸三钱，不应，又以润字丸三四钱催之，始得更衣，大势减半，如是二十余日，痰症解，后竟似弱症一般，晡时发热，唇红面赤，干咳无痰，胸膈不畅，清晨服丸药：生地、麦冬、银柴胡、胡黄连、知母、黄柏、鳖甲、秋石、归、芍、杜仲，食后服煎药：贝母、黄连、山楂、桔红、白术、枳实、前胡、天花粉、白豆蔻，每日丸药一次，煎药两次，似此出入增损，养血顺气，清火消痰，两月后全愈。

肥人多湿多痰，病有余而脉不足，幸其年壮，乃敢弃脉从症；初用导痰汤，病重药轻，只撩动其猖獗之势；继用胆星、竹沥、姜汁，其势稍衰；后用滚痰润字二丸，通幽润燥，前症顿除。但为日既久，消痰之药，服之已多，元气虚微，煎丸并用，补药功到，病退身安矣。(《陆氏三世医验》)

● 【评议】 张景岳在《景岳全书》专列"从舍辨"一节，指出"治病之法，有当舍症从脉，有当舍脉从症，凡脉症不相合者，必有一真一假隐乎其中矣。"从舍的关键，需要医家心思缜密、细细体察、独具慧眼。对此张景岳提出了"独处藏奸"的学术思想，所谓"诸部无恙，惟此稍乖，乖处藏奸，此其独也"。前案外症皆虚而脉实，辨其为有余之体，故舍症从脉；后案外症多实而脉虚，念其年壮遂舍脉从症。此两案均脉症不应，医家察其"独"而捉其"奸"，巧妙施治，方得痊愈。脉症不应之处往往"独处藏奸"，更应细察病情，脉症合参，不可贸然取舍。

🌺 肝木乘脾眩晕案 🌺

太史杨方壸①夫人，盛怒得食，忽然晕倒，医认中风。余曰：左关弦急，右关滑大而软，本中气不足，又为肝木乘脾，故食不能化。先用理中汤加枳壳、玄明粉，二剂下黑粪数枚，急以六君子加姜汁而服，四剂晕乃止。（《里中医案》）

🌸【评议】 肝在志为怒，太过则"忽忽善怒，眩冒巅疾"，本例以补脾入手，兼以化痰逐秽，意在培土抑木，脾气畅健则诸症悉瘥，诚如朱丹溪所言"阳明土气一通，厥阴风木自平"。

🌺 受惊畜血眩晕欲仆案 🌺

相国方禹修夫人，触于惊恐，身霭霭如在车船，开目则眩，起立欲仆。医补虚化痰，屡投弗效。余为察脉，左独沉牢。是惊气入心，蓄血为祟。用大黄、川山甲、归尾、桃仁、降真、苏木、郁金，一剂而血下，再剂而复下数升而愈。（《里中医案》）

---

① 壸（kǔn捆）：古通"阃"，内室，借指妇女。

● 【评议】《素问·举痛论》："惊则心无所倚，神无所归，虑无所定，故气乱矣。"心主血脉，心气逆乱则血行不畅，以致血瘀。瘀血阻滞，清窍失荣，眩晕乃作，虞抟《医学正传》中首创"瘀血致眩"之说，提出"外因有呕血而眩冒者，胸中有死血迷闭心窍而然"，本例患者正是此证。方用大黄、桃仁通腑逐瘀，穿山甲、归尾活血通经，降真、苏木、郁金理气活血；且用药多入心经，则可助心行血通行血脉，药味多辛，则能升提清阳荣养清窍，二剂而晕仆自平。

🏵 补益脾肾治验案 🏵

庠生范啸凡令正，向患头眩症，六脉浮滑，服消痰顺气之药略无效验。予曰：无痰不眩，此虽古语，然痰之标在脾，而其本属肾。《素问》曰：头痛巅疾，下虚上实，此之谓也。夫肝为乙木之本，肾为癸水之源，肾阴不充，肝火便发，上动于巅而眩作也。治法以扶脾为主，脾安则木自和，而肺金有养，金为水母，而子亦不虚，何眩晕之有。早用六君子汤加山萸、天麻，卧时服肾气丸加人参、天麻、鹿茸，服之而瘥。（《旧德堂医案》）

● 【评议】 叶天士谓："肾液不营，肝风乃张。"夫肾阴不足，水不涵木，则肝阳横肆，上扰巅顶；且肝为风木之脏，"中宫敦厚土以培之"，脾土虚弱，难培肝木，则土虚木摇，头眩乃作。本案正为脾肾两虚之证，治法以补益脾肾为主。医家不拘于"无痰不作眩"之古训，从病之根本入手，方获痊效，吾辈临证，亦当如此。

❀ 产后血虚眩晕案 ❀

马彬五别驾，未出仕之十年前，尊阃①大产，去血过多，昏晕大虚。前医重用人参、芪、术，已虚回血止，饮食如常，惟昼夜卧于床，不能坐起，坐则头眩耳鸣，必睡下乃可。如此已七十日，日服人参四五钱不效，招予治之。诊脉惟细迟无力，而饮食不减平时，肌肤声音，似无病者。此产后不慎起居，肝肾气虚，肝虚不摄气，故眩晕也。仲景谓之，久则成痿，用仲景之羊肉汤治之。用精羊肉二两，煮熟去肉，再以黄芪五钱，当归五钱，人参一钱，入汤煎熟，日服二剂。十日后即能起坐，二十日即可步履，回季宅母家调治而痊。（《素圃医案》）

❀【评议】 本案患者新产，去血过多，血为气母，气随血脱，以致气血两虚，头目失于濡养而作眩。前

---

① 阃（kǔn，捆）：本义为门槛、门限、内室，借指妇女。

医以参、芪等大补元气之品，已虚回血止，饮食如常，惟感头眩，此为产后不慎起居，肝虚不摄所致，正如《证治汇补》所云："凡吐衄崩漏产后亡阴，肝家不能收摄荣气，使诸血失道妄行，此眩晕生于血虚也。"遂用仲景之羊肉汤，滋补肝肾，助元阳益精血，则肝气健旺，血循常道，调治而愈。

🌸 肾火虚眩晕案 🌸

都宪孟有涯，气短痰晕，服辛香之剂，痰盛遗尿，两尺浮大，按之如无。余以为肾家不能纳气归原，香燥致甚耳，用八味丸料三剂而愈。

疏曰：此案与前案相仿，但前无痰晕，此无足跟痛；前曰小便赤涩，此曰遗尿；前脉按之而涩，此曰按之如无，为不同也，然皆属肾虚症。而前用六味以补肾水，此用八味以补肾火，不相同何也？盖小便赤涩，足跟作痛，按之而涩之脉是肾水虚；痰晕遗尿，按之如无之脉是肾火虚。辨症察脉，纤悉如是。一医云：晕症非一，治法甚多。丹溪曰：无痰不作晕，是火动其痰而上也。刘河间曰：风气甚而头目眩晕，是肝风动而火上炎也。此二者世之所知也。而不知有气虚而晕，有血虚而晕，有肾虚而晕。盖气虚者，阳气衰乏，则清阳不能上升。《经》曰：上气不足，头为之苦眩是也。血虚者，吐衄崩漏，产后脱血，则虚火易于上炎而眼生黑花。《经》曰：肝虚则目䀮䀮，无所见是也。肾虚者，房劳过度，则肾气不归原而逆奔于上。《经》曰：徇蒙招尤，上实下虚，过在足少阴巨阳。又云：髓海不足，目为之眩是也。故知晕眩一症，不特风火痰为之也。亦不特肾气虚为之也，虚实之间，所当细心分析加察，不可执一误治为要。（《薛案辨疏》）

◉【评议】 眩晕之证，虽《黄帝内经》言"诸风掉眩，皆属于肝"，然体虚之人，外感六淫，内伤七情，皆能眩晕，当以脉证别之。肾火虚，阳虚也，下焦寒，水泛为痰，逼火上浮，浮火无根，故见痰盛遗尿，脉浮而按之如无，用八味丸温补肾阳，引火归原，颇为恰当。《医碥》即云："若肾火虚，……亦同寒治，八味丸。"本案之疏语，对眩晕之病因，辨析精当，对临床颇具指导作用。

❀ 足三阴亏损眩晕案 ❀

孙都宪，形体丰厚，劳神善怒，面带阳色，口渴吐痰，或头目眩晕，或热从腹起，左三脉洪而有力，右三脉洪而无力。余曰：足三阴亏损，用补中益气加麦冬、五味及加减八味丸而愈。若人少有老态，不耐寒暑，不胜劳役，四时迭病，皆因少时气血方长而劳心亏损，或精血未满而御女过伤，故其见症，难以悉状。此精气不足，但滋化源，其病自痊。又若饮食劳役，七情失宜，以致诸症，亦当治以前法。设或六淫所侵，而致诸症，亦因真气内虚而外邪乘袭。尤当固胃气为主。盖胃为五脏之根本，故黄柏、知母不宜轻用，恐复伤胃气也。大凡杂症属内因，形气病气俱不足，当补不当泻，伤寒虽属外因，亦宜分其表里虚实，治当审之。

疏曰：此案大概观之，鲜不为有余之痰火也。即以左右三脉，亦鲜不以右之无力为虚，左之有力为实也。而不知脉之无力固为虚，脉之有力尤非实也。而无力之虚易见，而有力之虚难知，而况加之以洪，人孰知之？此先生独得之玄机，故补中益气因右手之无力而设，加减八味因左手之有力而设也。然未免有疑焉者。左手脉洪而有力，乃属水虚，六味丸是其的方，何以用肉桂之补火乎？要知肉桂与附子同用，则为补火之品，若单用肉桂，乃引火，而非补火也。今观其症，皆水虚火越之象，非引火，何以治之？至余曰以后详论，乃立斋先生生平肺腑之学，和盘托出，

谆谆苦语，千古不磨之法也。（《薛案辨疏》）

❀【评议】 薛立斋学术思想受李东垣影响颇深，辨治虚损多脾肾兼顾，尝谓："足三阴亏虚……当用六味地黄丸为主，以补中益气汤调补脾胃。若脾胃先损者，当以补中益气汤为主，以六味地黄丸温存肝肾，多有得生者。"本案不用六味而用八味，当是补阴中之阳引火以归原之意。

❀ 寸关浮大气虚眩晕案 ❀

昌平守王天成，头晕恶寒，形体倦怠，得食稍愈，劳而益甚，寸关脉浮大。此脾肺虚弱，用补中益气加蔓荆子而愈。后因劳役，发热恶寒，谵言不寐，得食稍安，用补中益气而痊。

疏曰：此案一则曰得食稍愈，二则曰得食稍安，已知其中气空虚矣。夫岂无胃中火盛者，得食压住，则火炎之势暂止而稍愈稍安者乎？然胃火盛者，必有面红不倦，口渴秘气等症，右寸关或洪劲，或洪数等脉可验也。今云形体倦怠，劳则益甚，又云后因劳役，则其为中气虚弱也无疑矣。夫中气者，非脾胃之气也，非肺经之气也，所谓膻中之气，在脾肺之门耳。大概多言用力者则伤之，食少事烦者能伤之，忍饥行路者能伤之，过食劳顿者能伤之，所伤者，膻中之气耳，非必主于脾肺也。若伤肺者，当必有咳嗽喘急之症，若伤脾者，当必有不食泄泻之患，而此二者无之，岂非伤膻中之气而在脾肺之间者乎？虽然膻中之气即脾肺之气也，即胃中生发之气也，不得以无脾肺及胃之症而谓非脾肺之元气虚弱也。试思头晕恶心，及发热恶寒，谵语不寐等症。与脾肺之气何干？与胃中生发之气何干？乃直以补中益气之升补胃中生发之气之剂以治之者，诚有见于倦怠劳役，得食稍愈稍安之为脾肺虚弱，即胃中生发之气虚弱，故用之也。既以得其虚弱之本矣，更何以问其头晕恶寒，及发热恶寒，谵语不寐等症耶？所谓不知其虚，安问其余是也。至于浮大之脉，原属气虚，但见于右寸关者是也。今曰寸关，非统言两寸关欤？若然，则气血两虚，何以只补其气耶？盖气血两虚而至于形体倦怠，得食稍愈，劳则愈甚，而且后因劳役复发，得食稍安之症，宁非气虚重于血虚哉？而安得不以补气为急哉！（《薛案辨疏》）

❀【评议】《濒湖脉学》尝言："寸浮头痛眩生风，或有风痰聚在胸，关上土衰兼木旺，尺中溲便不流通。"本案患者头晕而寸关脉浮大，得食则缓，可知多由中气虚衰而致，土薄木摇也。故予补中益气汤补

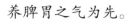

养脾胃之气为先。

🎋 眩晕气血双补治验案 🎋

大尹祝支山，因怒头晕，㑊内筋挛，时或寒热，日晡热甚。此肝火筋挛，气虚头晕，用八珍加柴胡、山栀、牡丹皮，二十余剂而愈。

疏曰：此案种种现症，皆属肝火，如因怒肝火动也。㑊内是肝经所属，筋是肝经所主，肝火动㑊内之筋为之挛也；寒热是肝经现症，晡热是肝经血分，肝火动，则寒热晡热之甚也。以是而论，则头晕亦肝火所为。《内经》原谓：诸风眩掉，皆属于肝。而何以知其为气虚头晕耶？其或有气虚夹杂于其内，抑或有气虚之脉现于其间耶？至于加减用药之法，可谓触处皆通矣。八珍气血两补之方也。而肝火未清散，故以加味清之散之。每见世人两补气血者，未尝敢加清散之品，以其杂而不纯也，以其补宜近于温也，以其碍于补药之力也。不知虚中有实者，自当攻补兼施，而况虚中有火，能不于补中兼清散乎？或曰虚中之火，虚火也。虚火宜补之，补虚而火自退，何必更加清火之品？曰：虚中固多虚火，亦未尝无实火，如因怒而动肝经之实火也。非清散不退，故虽气血两虚当用八

珍者，亦必加清火散火之品也。所加之品，曾见用于
逍遥散以治此症，则嫌其太轻而少补气者，又曾见加
于归脾汤以治此症，则嫌其太重而少补血者，故以加
于八珍则补气补血，适持其平也。余于是而知加减之
法，无往而不可尔。倘有脾肺气虚而兼有肝经实火
者，补中益气可加也；倘有肝肾阴虚而兼有肝火暴发
法者，六味丸可加也。推之而诸病兼肝火者，诸方无
不可加也。（《薛案辨疏》）

❀【评议】 原案后所附疏语，辨惑析疑，发挥精
彩，值得细读。

❀ 肾不纳气头晕案 ❀

上舍顾桐石，会饮于周上舍第。问余曰：向孟有
涯、陈东谷俱为无嗣，纳宠已而得疾，皆头晕吐痰，
并用苏合香丸，惟有涯得生，何也？余曰：二症因肾
虚不能纳气而为头晕，不能制水而为痰涎，东谷专主
攻痰行气，有涯专主益火补气故耳。后余应杭人之请，
桐石房劳过度，亦患前症，或用清气化痰愈甚，顾曰：
我病是肾虚不能纳气归原，治者不悟而殁。惜哉！

疏曰：此案云俱无嗣，纳宠已而得疾，其为肾虚
也为多矣。苏合香丸能开豁痰气，治中风中气之闭

症。原非治头晕吐痰之剂，而况肾虚者乎？加之以专主攻痰行气，为东谷者焉得不死耶？至所云肾虚者，似宜补水为主，而兹云益火补气者，盖不能纳气即火不归原也；不能制水即此不归原，纳气之火泛其水也。故益火补气之说，即此纳气归原之法，而纳气归原之法，仍不离乎补肾壮水之剂也。盖益火即在壮水之中，补气即在补肾之内也。(《薛案辨疏》)

❀【评议】 肾不纳气即火不归原，此火为命门之火，赖真阴制约藏而不露，以行温煦之职，若真阴不足以制阳，则此火离源而起，升腾上炎，头晕由是而作。治有涯之益火，其意不在补火本身：一则在于益下元真火，引无根之火，降而归原；二则在于"微微生火，即生肾气也"[1]。

❀ 火不归原头晕案 ❀

先兄，体貌丰伟，唾痰甚多，脉洪有力，殊不耐劳。遇风头晕欲仆，口舌破裂，或至赤烂，误食姜蒜少许，口疮益甚，服八味丸及补中益气、附子钱许即

---

[1] 微微生火，即生肾气也：出自《医宗金鉴》，原句为："欲暖脾胃之阳，必先温命门之火，此肾气丸纳桂、附于滋阴剂中十倍之一，意不在补火，而在微微生火，即生肾气也。"

愈。停药月余，诸症仍作，此命门虚火不归原也。

疏曰：此案用八味是矣，何以复进补中益气乎？且症皆有上炎之势，能不更助其上炎乎？岂以吐痰不耐劳、遇风头晕等症，属中气虚弱，故必兼用之乎？余细观之而知其法矣。先用八味，其口舌破裂赤烂，口疮等症已愈。而吐痰不耐劳，遇风头晕等症，不与之同愈。故改补中以升补其元气，然犹恐命门无根，不任升提，故仍用附子以镇之也。噫！医至于此神矣！化矣！试思症现口舌破裂，或至赤烂，误食姜蒜少许，口疮益甚，而脉又现洪有力者，敢用八味丸大温大热之剂乎？试思症现体貌丰伟，吐痰甚多，遇风头晕，而又以火势上炎，脉又现洪有力者，其敢用补中益气加附子，大升大补、大温热之剂乎？虽前言往行载于典籍者不乏其法，而敢用之者，代不过数人而已。至于今日医道中绝闻之者，未有不讶然失笑也。（《薛案辨疏》）

⚫【评议】 口舌破裂，口疮赤烂，世人见之多谓火热为害，或予白虎汤，或予承气汤。本案中薛氏未被热象所蒙，洞悉病机为火不归原，以八味丸、补中益气汤、附子等温热之剂而获全效，正是"引火归原，使火在釜底，水火既济"之意，俾上焦浮火得息矣。

🍃 误用导吐致眩晕案 🍃

儒者王録之，素痰甚，导吐之后，大便燥结，头眩眼花，尺脉浮大，按之则涩，此肾气虚而兼血亏也。用四物汤送六味丸四剂，诸症渐退，仍用前法月余，喜其慎疾而康。

疏曰：导吐之法，须合宜而用，不可妄投也。如垢结肠胃，津液枯涸，阻塞隧道，脉反不出，导之则生；若神怯气弱，形体难支，尺寸空虚，虽有阻滞，导之则死。如暴食满胃，难出贲门，路狭难攻，不能达下，吐之则生；若久病致伤胃气，运补犹不足，虽有暴食，吐之则死。故导吐之宜与不宜，死生反掌。立斋常言不可导，仲景所云不可吐者，良有以也。盖误吐则伤胃气，误导则伤肾阴，此案既云导吐而变症，法当补阴兼补气，而何以只用补阴耶？曰：以症而论，则大便燥结，头眩眼花者，阴虚也；以脉而论，则尺脉浮大，按之则涩者，阴虚也，故只补阴而已。然尺脉属阴，何以更云兼血虚耶？曰：尺脉浮大是阴虚，按之则涩是血虚，盖涩脉原属血虚。若云尺脉浮大，按之无力或按微细，则纯乎阴虚，而不必兼四物汤矣。（《薛案辨疏》）

🔘 【评议】 导吐一法，不可妄用。丹溪尝云："虚家不可吐"，"诸四逆厥者，不可吐"，"膈上有寒饮，干呕者，不可吐"，"少阳病不可吐下"。本案患者痰涎素甚，当虑及饮邪或在膈上；痰病日久，当思及久病或伤胃，岂可贸用导吐之法？其疏对导吐的宜忌，分析精当；对用四物汤送六味地黄丸之理，解释恰合，可参。

🌸 水沸为痰眩晕案 🌸

秋官张碧虚，面赤作渴，痰盛头晕，此肾虚水沸为痰，用六味地黄丸而愈。

疏曰：面赤作渴，痰盛头晕者，阳明火盛亦有之。然脉必洪实，若肾虚者，脉必洪空或枯劲也。余尝谓水泛为痰之说，有水泛、水沸二种。盖水泛者，肾中之火虚，水无所附而泛于上耳，其痰多清淡如涎，滚滚不竭者是也，法当用八味丸以补之；水沸者，肾中之水虚，火炽于下而沸于上耳，其痰多稠浊如沫，口口相逐者是也，法当用六味丸以摄之。总之皆属肾虚，但分有火无火为要，不可不详察也。（《薛案辨疏》）

🌸【评议】 肾虚生痰之证有二：一为真阴不足，水沸为痰；一为真阳衰微，水泛为痰。赵养葵有云：

"盖痰者病名也，原非人身之所有，非水泛为痰，则水沸为痰。但当分有火无火之异耳。"水沸为痰即如清代臧达德在《履霜集·卷一·虚痨吐痰论》所言："若阴水不足，阴火上炎，肺受火侮，不得清肃下行，故其津液随气而升，凝结成痰，腥秽稠浊，甚则有带血而出者"，治法多用六味地黄丸，取"壮水之主，以制阳光"之意。水泛为痰则如赵养葵云："肾虚不能制水，则水不归原，如水逆行，洪水泛滥而为痰"，治法多遵"益火之源，以消阴翳"之旨，用八味肾气丸治之。

🌸 内风上扰眩晕案 🌸

陈四五 操持烦劳，五志阳气挟内风上扰清空，头眩耳鸣，目珠痛，但身中阳化内风，非发散可解，非沉寒可清，与六气火风迥异，用辛甘化风方法，乃是补肝用意。

枸杞子 桂圆肉 归身 炙草 甘菊炭 女贞子
(《临证指南医案》)

🌸【评议】《素问·生气通天论》有"阳气者，烦劳则张"之论，眩晕发病多责之于肝，平素烦劳，气郁化火，耗伤肝阴，以致风阳内动，上扰清窍。证非外感，实乃肝虚，故不可发散风邪，更不可用沉寒之药，徒伤正气。《素问·藏气法时论》曰："肝欲散，急食辛补之，肝苦急，急食甘以缓之"，方中桂圆肉、当归身补益阴血，枸杞子、女贞子填补下元，甘菊炭平眩晕止目痛，此般辛甘柔润之品，适能补肝之用，而不伤肝体，肝体得补，肝用自舒，肝阳潜伏，风自宁息，方药合拍，切中病机。

養肝息風治眩晕案

梁　木火体质，复加郁勃，肝阴愈耗，厥阳升腾，头晕目眩心悸，养肝息风，一定至理，近日知饥少纳，漾漾欲呕，胃逆不降故也，先当泄木安胃为主。泄肝安胃

桑叶一钱　钩藤三钱　远志三分　石菖蒲三分　半夏曲一钱　广皮白一钱半　金斛一钱半　茯苓三钱

又　左脉弦，气撑至咽，心中愦愦，不知何由，乃阴耗阳亢之象，议养肝之体，清肝之用。

九孔石决明一具　钩藤一两　橘红一钱　抱木茯神三钱　鲜生地三钱　羚羊角八分　桑叶一钱半　黄甘菊一钱（《临证指南医案》）

● 【评议】　木火体质，阴气素虚，阴气既虚，则

肝火易动，肝风易升。本案患者因复加郁怒，遂令肝阴愈耗，风阳上冲，而见眩晕、心悸、纳少、欲呕等症，故先泄肝木之火，后养肝安胃。先泄后养，既为清肝之用，养肝之体，亦是兼顾体质而治。

🌸 内风夹痰眩晕案 🌸

江五十　脉弦动，眩晕痰多，胸痹窒塞，此清阳少旋，内风日沸，当春地气上升，最虑风痱。内风挟痰

明天麻　白蒺藜　桂枝木　半夏　橘红　茯苓
苡仁　炙草

又　头额闷胀，痰多作眩，《外台》茯苓饮加羚羊角、桂枝、竹沥、姜汁法丸。（《临证指南医案》）

🌸【评议】　叶天士辨治眩晕多从"阳化内风"立论，并指出需慎防"痰疾痉厥、跌仆风痱"。风痱一词首见于隋代巢元方《诸病源候论》："风痱之状，身体无痛，四肢不收，神智不乱，一臂不遂者，风痱也。时能言者可治，不能言者不可治。"本案患者内风夹痰为患，加之正值当春地气上升之时，春属木，木太过则易致肝气横逆，内风易动。此般情形，确当"最虑风痱"。处方似可配瓜蒌薤白汤，以宣通胸痹。

🌸 上虚下实眩晕案 🌸

王六三　辛甘寒，眩晕已缓，此络脉中热，阳气变现，内风上冒，是根本虚在下，热化内风在上，上实下虚，先清标恙。<small>络热</small>

羚羊角　元参心　鲜生地　连翘心　郁金　石菖蒲

又　照前方去菖蒲、郁金，加川贝、花粉。(《临证指南医案》)

🌸【评议】 "根本虚在下，热化内风在上"，即上实下虚是本例病理症结所在。故处方用药以滋养阴液以实其下，元参、生地是也；以泄热息风以清其上，羚角、连翘是也。

🌸 阴虚阳升晕厥案 🌸

某二四　晕厥，烦劳即发，此水亏不能涵木，厥阳化风鼓动，烦劳阳升，病斯发矣，据述幼年即然，药饵恐难杜绝。<small>阴虚阳升</small>

熟地<small>四两</small>　龟版<small>三两</small>　牡蛎<small>三两</small>　天冬<small>一两半</small>　萸肉<small>二两</small>　五味<small>一两</small>　茯神<small>二两</small>　牛膝<small>一两半</small>　远志<small>七钱</small>　灵磁石<small>一两</small>(《临证指南医案》)

🌸【评议】 叶天士指出眩晕之本在于精液有亏，

肝阴不足，对于阴虚阳升之证，主张"缓肝之急以息风，滋肾之液以驱热，佐介类以潜镇"。本案即是其例，后世多宗之。

温肾凉肝治验案

李七三　高年颇得纳谷安寝，春夏以来，头晕，跗肿，不能健步，此上实下虚，肾气衰，不主摄纳，肝风动，清窍渐蒙，大凡肾宜温，肝宜凉，温纳佐凉，乃复方之剂。下虚

附都气加车前、淡天冬、建莲丸。（《临证指南医案》）

● 【评议】　高年眩晕多由肾气虚衰，不主摄纳，以致肝风内动上扰清窍而作。《医方考》吴琨有云："肾虚不能制火者，此方（六味地黄丸）主之。肾非独水也，命门之火并焉。"本案所施都气丸，即六味地黄丸加一味五味子而成。肾以温为养，肝宜凉乃平，本方温凉并施，肝肾兼顾，方药得宜，切中病机，效验可期。

厥阴风动阳明津伤眩晕案

罗十九　血去络伤，阳气上蒸，胸胁微痛，非有

形滞浊，脉得左关前动跃如浮，头中微晕，阳气化风何疑。

鲜生地　玄参心　麦冬　地骨皮　知母　川斛

又　左脉形略敛仍坚，微晕，喉燥脘痛，热蒸，阳明津衰，厥阴阳风自动，而胃气欲逆，大便不爽，是其明征，息风和阳，必用柔缓，少佐宣畅脘气，亦暂进之法。

鲜生地　麦冬　火麻仁　桑叶　郁金　生香附汁

又　复脉去参、姜、桂，加白芍。（《临证指南医案》）

◉【评议】《濒湖脉学》指出：浮脉"关上土衰兼木旺"，凭症参脉，可知肝阳化风无疑。风木过动，必犯中宫，是以脘痛、气逆，且阳明津衰，故用药当柔缓，以免增损脾胃，并在息风和阳同时兼顾宣畅脘气。

🌸 清郁热安中宫治眩晕案 🌸

徐　阳动内风，用滋养肝肾阴药，壮水和阳，亦属近理，夏季脾胃主司，肝胆火风，易于贯膈犯中，中土受木火之侮，阳明脉衰，痰多，经脉不利矣，议清少阳郁热，使中宫自安，若畏虚滋腻，上中愈实，

下焦愈虚，二陈去甘草加金斛、桑叶、丹皮。木火犯中胃虚生痰

又　脉左浮弦数，痰多，脘中不爽，烦则火升眩晕，静坐神识安舒，议少阳阳明同治。

羚羊角　连翘　广皮　炒半夏曲　黑山栀皮香豉

又　脉两手已和，惟烦动恍惚欲晕，议用静药，益阴和阳。

人参　熟地　天冬　金箔（《临证指南医案》）

●【评议】　叶天士尝言："肝胆风火上郁……治以清散"，主张透泄少阳郁热外出。后世吴瑭所创的透邪息风法，便是私淑叶桂之学加之自身临证经验而得。张从正有云："良工之治病，先治其实，后治其虚"，本案不拘于脾胃虚弱而大胆清泄郁热，方得邪去正安，正合此意。

❀ 肝阳乘中眩晕不寐案 ❀

程　娠八月，形寒气逆，神烦倦无寐，乃肝阳乘中之征，拟进息风和阳法。肝风

黄芩　当归　生白芍　生牡蛎　橘红　茯神

又　肝风眩晕，麻痹少寐。

熟首乌　炒黑杞子　白芍　女贞子　茯神　黑稆豆皮（《临证指南医案》）

【评议】 "不寐之故，大约有五：一曰气虚，一曰阴虚，一曰痰滞，一曰水停，一曰胃不和"，本案肝阳亢逆，阳盛则阴病，乘中则胃不和，故寐不安。先予息风和阳，后予滋阴柔肝，洵为适宜。

🌸 肝风夹阳乘胃眩晕纳呆案 🌸

此肝风夹阳，上逆为厥，得之恼怒惊忧，属七情之病。厥阴肝脉，贯膈乘胃，是以脘中不饥，不思纳谷，木犯土位也。其头晕目眩，亦肝风独行至高之地，而精华之血不得营矣。前用苦降、酸泄、辛宣，病有半月不愈，议兼重镇主之。

川连　吴萸炒　白芍　乌梅　淡干姜　生牡蛎（《叶氏医案存真》）

【评议】 脘中不饥，不思纳谷，多因肝阳乘中，胃脘清真受戕；头晕目眩，多由肝风上扰，清窍失营所致。叶氏有云："醒胃必先制肝"，治以泄肝安胃之法，方用乌梅丸化裁，取乌梅之酸泄肝热，白芍之酸敛肝血，相反相成，泄其邪则肝胃调和，扶其正则精血上荣，组方精炼，补泄兼顾，着实巧妙。

肾虚风阳上扰乘胃案

上年起病，食物不甘美，头晕耳鸣，足力痿软，年周甲子，向老日衰，下元二气渐漓，水乏生木之司，液少则肝木内风鼓动，木乘胃土，必食无味。风阳上巅攻窍，上实下虚，医为肾虚，萸地填阴，原不为过，但肾水内寓真火，宜温肝木。相火宜凉，凡益肾取乎温养，必佐凉肝以监制，方无偏党。是症倘加暴怒烦劳，必有卒中之累，戒酒肉浊味上气，肃清填下，无痰火阻碍，清闲怡悦，五志气火不燃。内起之病，关系脏真，不徒求治于药也。

熟地　石斛　天冬　菊炭　巴戟肉　肉苁蓉　沙蒺藜　沙白芍　怀牛膝　线鱼胶

蜜丸打入青盐四两。（《叶氏医案存真》）

【评议】　本案患者年周甲子，已是"肾脏衰，形体皆极"。肾虚则肝风无制，上扰清阳则作眩，中乘胃土则纳不馨。前医以肾虚而萸肉、熟地，但此二味性温，符合"凡肾以温为养，水中有真阳内蓄，是为命根"之训；但"肝宜凉乃平，木中相火内寄，性恶燥热"，当在温肾同时佐以凉肝之品，故加用天冬、石斛、菊花、白芍等性凉之品，下虚得填则上实可清。可见叶氏治疗下虚上实，水亏风起之证，多喜温肾凉肝，用药思路多从脏腑喜恶攻补，确高人一筹。

眩晕神迷用温胆汤案

雍枫桥，廿七岁　眩晕，呕水，心中热，神迷若痫，皆操持运机，易于升举，蒙冒清神。生姜辛可通神，但气温先升，佐入凉降剂中乃可。

温胆汤。(《叶天士晚年方案真本》)

【评议】　丹溪有云："无痰不作眩"，痰浊中阻，木郁不达，浊阴上逆，因而呕水烦热，眩晕神迷。《医学心悟》有云："头旋眼花，非天麻半夏不除是也，半夏白术天麻汤主之。温胆汤亦主之。"温胆汤首见于《备急千金要方》，用治"大病后，虚烦不得眠"，由生姜四两、半夏二两、橘皮三两、竹茹二两、枳实两枚、炙甘草一两半组成。而后世多习用陈无择《三因方》中所载温胆汤，减少原方中药物用量，并加茯苓、大枣两味。方中半夏为君，燥湿化痰，降逆和胃；竹茹为臣，清胆和胃、止呕除烦；痰湿中阻，气不运化，故佐以枳实、橘皮理气化痰，使气顺则痰自消；茯苓淡渗化湿，湿去痰消；使以甘草温中补土，协调诸药；另加生姜，止呕通神。综合全方，使痰热消而浊阴降，则诸症自解。

🌸 水火不交眩晕案 🌸

潜口汪右老令嫂夫人，体素虚，每眩晕，多服参即安。于甲子年六月终旬，忽发眩晕，魄汗淋漓。时右老在省中，其家人以余将束装往省，故不召余治。有医者，悉照余旧日所定之方，只除去白术，用参五钱，而汗不少衰，晕不少止，几有欲脱之势，始相徬徨，当晚仍来迎余。余诊其脉，两寸极洪大，极弦急，两尺又极沉微，口内作渴，小便又极多。视其舌，红紫有芒刺。余谓与前此虚症不同，此乃心火亢于上，肾水竭于下，为水火不交之症。想由心事怫郁以至此，询之果然。余思若权用清心火之味，凉药不久下注，益增肾脏之虚寒。若用温药以补下元，则从上焦经过，下元未受益，上焦已先炎。因思古人云：黄连与官桂同行，能使心肾交于顷刻。黄连既可与官桂同行，又岂不可与附子同行乎？盖附子尤能引地黄滋益肾脏也。遂用黄连、附子各三分，生地三钱，远志七分，甘草四分，茯神、丹皮各八分，枸杞、山萸、白芍各一钱，只用人参一钱。才服一次，汗便敛，晕便止，服复渣药，遂安神得睡，次日不复作晕矣。（《医验录》）

🌸 【评议】 《灵枢·海论》有云："髓海不足，则脑转耳鸣，胫酸眩冒，目无所见，懈怠安卧。"本案属肾阳不足，无力化精生髓，致髓海空虚，当选用温肾填精，益气生髓之品。但患者肾水亏于下而心火盛于上，权用清心火恐增肾之虚寒，率补下元恐增心火之炎。此案吴氏取黄连、官桂同用"心肾交于顷刻"之意，改用于黄连、附子相配，且附子入心、肾经，尤可引药滋肾，堪称匠心独运，别具一格。诸药合用，上下兼顾，清补并施，心火得清，肾水得涵，水火相济，不复作晕。本案医家活用古法，值得称道。

🏵 痰湿之体感受时火眩晕案 🏵

朔客梁姓者，邀诊。时当夏日，裸坐盘餐，倍于常人，形伟气壮，热汗淋漓于头项间。诊时不言所以，切其六脉沉实，不似有病之候，惟两寸略显微数之象。但切其左，则以右掌抵额，切其右，则以左掌抵额，知其肥盛多湿，而夏暑久在舟中，时火鼓激其痰而眩晕也。询之果然，因与导痰汤加黄柏、泽泻、茅术、厚朴，二服而安。（《续名医类案》）

🏵【评议】"肥人多痰"，本例患者身形状盛，乃痰湿之体可知，加之时值暑月，感受时火，煽动痰邪上扰清窍而作眩。《丹溪心法》指出："无痰不作眩，痰因火动", 因而治痰不忘清火, 用导痰汤加黄柏、泽泻等味, 正合此意。故服后痰浊得清, 时火得降, 迅获效验。案云: "但切其左, 则以右掌抵额, 切其右, 则以左掌抵额, 知其肥盛多湿", 其故何在? 待考。

🏵 上盛下虚眩晕误治案 🏵

吴友良, 年逾古稀, 头目眩晕。乃弟周维, 素擅岐黄, 与补中益气数服, 始用人参一钱, 加至三钱, 遂痞满不食, 坐不得卧, 三昼夜喃喃不休。_{上盛下虚之症, 服补中益气, 其害如此。}诊时, 见其面赤, 进退不常, 左颊聂聂瞤动。其六脉皆促, 或七八至一歇, 或三四至一歇。询其平昔起居, 云至五十即绝欲自保, 饮啖且强。此壮火烁阴, 兼肝风上扰之兆, 与生料六味, 除去萸肉, 入钩藤, 大剂煎服。是夜即得酣寝, 其后或加鳖鱼甲, 或加龙齿, 或加枣仁。有时妄动怒火, 达旦不宁, 连宵不已, 则以秋石汤送灵砂丹, 应如桴鼓。盛夏酷暑, 则以大剂生脉散代茶, 后与六味全料调理, 至秋而安。(《续名医类案》)

🏵【评议】 本案患者年逾七旬, 肾脏已衰, 形体皆极, 肾阴亏虚于下, 不能涵木, 以致肝木横肆, 眩晕由是而作。前医以气虚下陷，清气不升论治，予补中益气汤，病反增剧。柯琴有云：补中益气汤"惟不宜于肾，阴虚于下者不宜升"；陆丽京亦曰："此为清阳下陷者言之，非为下虚而清阳不升者言之也"。本例于误投补中益气汤，一再升提，无异于"大木将摇，而拔其本"。张氏以生料六味去萸肉加钩藤，滋补肾阴同时清热平肝，后加滋阴潜阳，宁心安神之品，遂得安卧。医者临证，当详加辨析，方证合拍，方能奏效，本案误治贻误病机，当引以为戒。

🌀 中气虚惫眩晕误投豁利案 🌀

张路玉治缪封君，偶因小愤，遂眩晕痞闷。三日来，服豁痰利气药不应，反觉疲倦，饮食日减，下元乏力。诊之，六脉似觉有余，指下略无冲和之气，气口独滞不调，时大时小，两尺俱濡大少力。此素多痰湿，渐渍于水土二经，加以剥削之剂屡犯中气，疲倦少食，殆所必致。法当先调中气，输运水谷之精微，然后徐图温补下元。为疏六君子汤加当归，调营血，庶无阳无以化之虞。（《续名医类案》）

🌀【评议】 丹溪提出"无痰不作眩"，后世医家治眩晕也多由治痰入手，而本案患者服豁痰利气药，反觉疲倦乏力。张氏据脉辨证为中气戕伤。除痰须健中，予六君子汤加当归，寓消于补，切中肯綮，方获痊效。

痰火眩晕大黄治验案

龚子材治大学士高中玄，患头目眩晕，耳鸣眼黑，如在风云中，目中溜火。或与清火化痰，或与滋补气血，俱罔效。诊之，六脉洪数。此火动生痰，以酒蒸大黄三钱为末，茶下，一服而愈，盖火降则痰自清矣。(《续名医类案》)

【评议】 杜文燮《药鉴·病机赋》云："痰因火动，治火为先"，本案以酒蒸大黄单味治其火。大黄性苦峻下走，眩晕病位在上，凡物在高巅，必射以取之，酒制可"引苦性上行至巅，驱热而下"，故一服而火降痰清矣。本案治眩，不泥常法，仅以单味大黄取效，着实精妙。

眩晕不药而愈案

张飞畴治一妇，胸满身热，六脉弦数无力，形色倦怠，渴不甚饮。云自游虎邱，晕船吐后，汗出发热头痛，服发散四剂，胸膈愈膨，闻谷气则呕眩，热不退。医禁粥食已半月，日惟饮清茶三四瓯，今周身骨肉痛楚，转侧眩晕呕哕。曰：当风汗呕，外感有之，已经发散矣，吐则饮食已去，消克则更伤脾，脾虚故胀甚，脾绝谷气则呕，土受木克则晕，宜勿药，惟与米饮，继进粥食，使脾土有主，更议可也。守其言，竟不药而愈。（《续名医类案》）

🌑【评议】 丹溪有云："阳明土气一通，厥阴风木自平。"本案木虚土摇，眩晕乃张，张氏慧眼独具，识得病证玄机，以浆粥养胃，脾土有主，故不药而愈。

🎋 大剂补药治大虚眩晕案 🎋

朱丹溪治一男子，年七十九岁，头目昏眩而重，手足无力，吐痰口口相续。左手脉散大而缓，右手缓而大，大不及于左，重按皆无力。饮食略减而微渴，大便三四日一行。众人皆与风药，朱曰：服此药至春深必死。此皆大虚症，当以补药大剂服之。众怒而去，乃教用人参、黄芪、当归、白芍、白术、陈皮，厚煎作汤，下连柏丸三十粒。如此者服一年半，而精力如少壮时。连柏丸冬加干姜少许，余三时皆依本

法。连、柏皆姜汁炒为细末，又以姜汁煮糊为丸。（《续名医类案》）

🌸【评议】 魏之琇于本案后附评议曰："此症大补而佐以连、柏，妙不可言矣。盖一眼注定肝肾二经，以连清肝火，柏清肾火者也。既虑其寒，重以姜汁制之，可谓尽善。然不若竟用地黄、杞子，如左归加减，尤为善中之善也。"堪称点评精当，值得参考。

🌸 阴伤内风陡升眩晕案 🌸

入秋一月，天令肃降，脉得左寸搏数，左关小弦而动，是心烦君相少宁，肝阳变化，内风陡升莫制，巅顶皆眩，脑后筋惕，何一非阳动所致。此皆阴弱不主配，非肝脏有余之比，法当益水滋木培母，另开养心脾之营，使上下不致庞杂，肝肾方以摄固。宗聚精七宝法以治之。

赤白何首乌　赤白茯苓　方解青盐　番舶茴香补骨脂　鳆鱼胶　沙苑　北五味子　蒸饼和为丸

临卧服心脾益气养营方，用归脾汤去芪、桂。（《扫叶庄一瓢老人医案》）

🌸【评议】 本案薛氏辨此患为阴虚水不涵木而致内风陡升，与肝脏有余之风治法迥然，予滋水涵木、培母固摄为宜。临证见风阳升扰，当先辨属虚属实，对证遣方，方可获效。

禀属阴亏耳鸣眩晕案

瘦人禀属阴亏，耳鸣眩晕，是内风阳气之震，磁石制肝阳上吸，质重镇纳归肾，然必少用填补，于甘酸味厚之药为合法。用之不效，乃补摄力轻所致。

熟地黄　天门冬　龟板　紫胡桃肉　山萸肉　磁石　麦冬　五味　阿胶　芡实　各碾末，炼蜜和为丸，每早服六七钱。（《扫叶庄一瓢老人医案》）

⚫【评议】 陈士铎《本草新编》有云："磁石咸以入肾，其性重坠而下吸，则火归原，以归于下"，徐大椿《药性切用》亦云磁石为"阴虚火炎镇坠之专药"。是患素体阴亏，虚阳上越，与熟地、五味等药配用，甚是对证。

水不生木风动眩晕案

五旬向衰，水不生木，则内风动越，巅顶眩晕，唇燥跗无力，小便颇动，议填下元不足之阴。

人参　天冬　五味　杞子　茯神　熟地　生地

锁阳　首乌（《扫叶庄一瓢老人医案》）

⚫【评议】　本案眩晕因肾阴不足，水不涵木而作，处方以填补肝肾之阴为主，颇为对证。方中锁阳一味，功偏壮阳，以笔者管见，一方面取"阳中求阴"之意，一方面此药兼有补阴血之功，如《本草求真》所载，锁阳"性属阴类，即有云可补阳，亦不过云其阴补而阳自兴之意"。

🌸 木乘土位眩晕呕吐案 🌸

巴怀西翁令眷，年已六旬，病头眩呕酸，心中懊恼，腹痛下泄，浑身颤战畏寒，时值腊月，医认为受寒，进六君子汤加炮姜不应，又投真武汤病益甚。予按其脉象弦数，此木乘土位也。诸风掉眩，皆属于肝。诸禁鼓栗，如丧神守，皆属于火。诸呕吐酸，暴注下迫，皆属于热。《内经》诸条，指示明悉，况脉来弦数，而误以为寒，可乎？遂合越鞠、左金，加柴胡、白芍，煎令热服，所谓寒因热用也。数剂寻愈。（《赤崖医案》）

⚫【评议】　《素问·至真要大论》所述的病机十九条，历来被认为是中医病理学的圭臬，对临床极有指导作用。本例辨证为"木乘土位"的着眼点在于"脉象弦数”。汪氏爰用《素问》病机十九条有关论述予以分析病机，确立治法，于是奏效甚彰。联系当今有识之士提出“读经典，做临床”的卓越见解，其意义十分深远。

眩晕先治标后治本案

水不涵木，则肝风煽动；水不制火，则心阳独亢，以致眩晕欲倒。《经》云：诸风掉眩，皆属于肝。然病之标则在肝心二经，而病之本则在乎肾。先宜平肝宁心，继当滋养真阴。

中生地　羚角片　白茯神　远志肉　甘菊花　炙龟板　麦冬肉　酸枣仁　柏子霜

复诊：

向患遗泄，真阴亏则水不制火，火升则肝阳引之而动，眩晕气冲，势所必至。按脉，弦中带豁，其为真阴枯竭，已属显见。舍滋补法，别无良策。

炒熟地　麦冬肉　柏子霜　白茯神　远志　炙龟板　炙五味　炒枣仁　龙眼肉　金箔（《簳山草堂医案》）

【评议】　素有遗泄而见眩晕，可知病之标在于肝心二经，病之本在于肾阴亏虚，肾水枯竭，以致无法涵木制火。“急则治标，缓则治本”，患者眩晕欲倒，当先缓其症，因而先予平肝宁心之品治其标，俟其晕平之后，继投滋补真阴之剂治其本，既兼顾标本，又区分缓急。

妇人眩晕不药自痊案

予童时见族中一妇人，头额常系一带，行动须人扶掖，云无他病，惟头目昏眩，饮食倍增，形体加胖，稍饥心内即觉难过，医治无效，只得屏药，越数年疾自愈，形体退瘦，饮食起居如常。其致病之由，及所服方药，均不可考。后堂弟媳，年二旬余，因遭回禄，忧郁成疾，见证与族妇仿佛。予知其疾由郁而起，初投逍遥达郁，继加丹栀清火，更进地黄、阿胶滋水生木，白芍、菊花平肝息风，磁石、牡蛎镇逆潜阳等法，俱不应。他医以为无痰不作眩，药用豁痰，又以为无虚不作眩，药用补虚，亦皆无验，遂不服药，四旬外，病自瘳。予生平所见眩晕之疾，未有甚于此二证者，且病中诸治不应，后皆不药自痊，事亦奇矣。细求其故，盖病关情志，是以草木无灵。由此观之，凡七情内伤致病，皆可类推。（《杏轩医案》）

❀【评议】 张路玉云："外感六淫，内伤七情，皆能眩晕"，古时妇女深居闺房，见地拘局，则识不开，

情不畅，较易内伤七情为患。本案中两位妇人，循常
法施治罔效，后竟不药而愈，乃因情志抑郁成疾，忧
思郁结不除则其症难愈矣。"药逍遥人不逍遥，亦属
无功"，此之谓也。

🌸 肝风眩晕证类卒中案 🌸

病起偶然眩仆，医谓急虚身中，猛进甘温峻补，
转增胸胀呕吐，不饥不便。有时浮阳上腾，面赤唇口
干燥。然脉尚和平，寝尚安稳，言语尚觉明白，求其
所因，良由肾元下虚，水不生木，肝风鸱张，以致发
时，状如中厥。《经》谓：诸风眩掉，皆属于肝。温
补药重，激动肝阳，其胸胀呕吐，不饥不便者，无非
肝风扰胃，阻胃之降而然。使果真阳飞越，雷龙不
藏，则脉必浮大无根，证必烦躁，无暂安时。且前服
温补诸方，岂有不效，而反病增之理。所定制肝安
胃，尚有商者。盖肝阳冲逆，非介不足潜其威，木火
沸腾，舍酸无可敛其焰。拟于方内加牡蛎、乌梅二
味，更觉相宜。痰涎频吐，胃液必伤，再加石斛、蔗
汁，益阴保液，尤为符合。（《杏轩医案》）

🔵【评议】 "东方生风，风生木，木生酸，酸生
肝。"肝木赖肾水涵之，肾元下虚则风阳上升，是介

以潜之，酸以收之，故加牡蛎、乌梅二味：取牡蛎之咸寒质重以潜阳，取乌梅之酸以养肝。张元素指出蛤蛎类可"壮水之主，以制阳光"，用于此案中，尤为合适。案谓"肝阳冲逆，非介不足潜其威，木火沸腾，舍酸无可敛其焰"，对临床处方颇具指导作用。

肝风眩晕案

肝者，将军之官，刚极之本，其藏血，其主筋，肝病则血病，筋失所养，眩掉强直，诸证生焉。要知此乃肝家自生之风，非外中之风也，治肝之法，可不以为先着耶？但东方木，生于北方水，使无此水，何以生之？使水不足，何以涵之？虚则补母，厥有深意。平昔嗜饮，醪醴伤阴，足间常患流火，行步振掉，皮肉干瘠，春来渐有眩晕之象，肝风勃勃内动，加以阴络之血又从痔孔内溢，淋漓不已，将何以荣筋泽肉乎？斯恙由来有自矣。目下年纪尚壮，犹可撑持，过此以往，欲求良治，不可得也。（《杏轩医案》）

【评议】 肝为风木之脏，内寄相火，体阴用阳，其性刚，主动主升，全赖肾水以涵之，血液以濡之，本案患者肾水下亏，阴液内伤，因而肝失荣养，虚则补母，滋水涵木，正合病机。本案病之由来在于嗜饮无度，欲求良治，更当从此入手，饮食有节，方可长久。

🌸 风木司天之岁头掉加甚案 🌸

夏_{盐城，十三岁}

脉不洪弦，内风暗动，头掉，左侧喉中有声。今岁厥阴风木司天，其发更甚。急宜养阴息风，趁此木火大旺之时，或可因其势而折之。

原生地_{五钱}　陈阿胶_{一钱五分，蛤粉炒}　石决明_{一两，盐煮}　羚羊角_{三钱}　茯神_{三钱，朱拌}　川石斛_{五钱}　炙龟版_{三钱}　炒牛膝_{一钱五分}　生牡蛎_{七钱}　飞金_{十张}

又　养阴息风未见有效，左眉梢青筋入鬓，肝热生风无疑。但病久络虚，功效甚缓，先用养荣活络法。

鲜生地_{一两}　当归_{一钱五分}　白芍_{一钱五分}　忍冬藤_{三钱}　羚羊角_{四钱}　茯神_{五钱，朱拌}　煨天麻_{四分}　石决明_{一两，盐煮}　山慈菇_{一钱}　天竺黄_{一钱}　陈胆星_{三分}　竹沥_{半酒杯}　姜汁_{二匙}

又　细参病情，左耳复有酸痛，此系厥阴少阳阳明交会之所，络虚风积，故头牵左侧有声，药投无变无增，入夜则静，晨起则动，再用抑阳入阴法。

石决明一两　煅磁石二钱　生铁落三钱　抱木茯神五钱　粉丹皮一钱五分　泽泻一钱五分　原生地五钱　当归须一钱五分　桑枝三钱

煎好，和入大活络丹半丸。

又　照前方加：铁落二钱　磁石一钱　生地三钱　竹沥半酒杯　姜汁一匙　龟板三钱　橘络三钱

加减摩风膏：

草麻子十四粒，去皮，生捣　络石藤三两　忍冬藤三两　蝎尾五钱　白芥子五钱　虎项骨一两　草乌一两　川乌一两　归尾一两五钱　桑枝三两　桂枝尖五钱

上药其熬浓膏，滴水成珠为度，再将草麻子连油和入，加麝香一二分，磁瓶收贮，早中晚取膏一小匙，两手心摩极热，摩其患处。

又　夏至阴生，肝阳渐敛，故外疮内风俱有转机，趁此重用育阴潜阳，柔以息风一法，务要除绝根株，不致为终身之累方妙，脉亦渐和。

原生地六钱　陈阿胶一钱五分，蛤粉炒　炙龟板四钱　石决明一两，盐煮　粉丹皮二钱　泽泻二钱　赤苓三钱　草龙胆五分　生粉草五分　煅磁石三钱　生铁落三钱

煎好，和入大活络丹半丸。

又　诸症渐减，耸息抬肩，间有声唤，究属肝木冲肺，所谓撞之则鸣也。再用平肝息风，以安肺金。

白蒺藜三钱　川石斛五钱　小青皮五分，醋炒　阿胶一钱五分，蛤粉炒　明天麻五分，钙煨　池菊炭一钱五分　钩藤钩三钱　石决明一两，盐煮　青花龙骨三钱　独活七分，酒炒　谷精草一两

桑麻丸　每空心，开水送五钱，常服。（《吴门治验录》）

【评议】"因时制宜"是中医治疗特色之一。本例头掉（头晕）痼疾，逢厥阴风木司天之岁，头掉更甚，故治疗"趁此木火大旺之时，或可因其势而折之"。观其处方用药，一路以滋阴息风为主，尤其多用介类重镇潜阳之品，足资师法。案谓"左眉梢青筋入鬓，肝热生风无疑"，此望诊识病之一得也，可供参考。

阴虚阳越头眩案

刘北街

左脉沉虚，右脉虚大而弦，阴虚阳越，木火上升，发为头眩，足冷汗多，咳呛，急宜育阴潜阳，预防厥中，拟防眩汤加减。

炒枯熟地五钱，童便制附子三分，煎汤，炒，去附　炒归身二钱　炒白芍一钱　明天麻五分，煨　直劈党参四钱

蒸冬术一钱　炙黄芪一钱五分　陈皮白一钱　枸杞子三钱
黄甘菊一钱五分　炒黑牛膝一钱　盐煮石决明一两

又　脉沉平，两尺少力，此由阴虚阳越，故上见耳鸣鼻红，咳呛口腻，食不知味，与固本二陈法最合。

大生地三钱　大熟地五钱　天冬一钱五分　麦冬一钱五分　制半夏一钱五分　陈皮一钱　茯苓三钱　炙甘草五分　米炒桑叶一钱

又　音虽属肝，其本出于丹田，气海不充，则非用力不能提起，脉见右寸少力，肺气耗而不肃，故卧则声易出而起则难，自应补中敛气为治。

上党参四钱　蒸冬术一钱五分　茯苓三钱　炙甘草五分　制半夏一钱五分　生诃子一钱　大麦冬三钱　陈皮白五分　当归须一钱五分　芦衣十个　十服愈。

问：眩晕一症，言其眼目卒然昏花，如屋旋转，如立舟船之上，起则欲倒，似属相同，而丹溪先生立头眩一条，又立眩晕一条，未知何意？曰：眩晕之症不一，丹溪谓其痰在上火在下，火炎上而动其痰，然亦统论，未详悉其致病之因也。有因湿者，脉细体重是也；因暑者，脉虚烦闷是也；有因风者，脉浮有汗是也；因寒者，脉紧体疼是也；因郁者，脉沉痰火随气上厥也；因湿痰者，脉缓滑呕吐身重是也。喜热手按之而定者，阳虚也；热手按之不定者，阴虚火上炎也。大凡诸症，气实血实者下之即定，气虚血虚者镇纳自安。究竟虚者多而实者少，即如前症，治虽不同，要皆调补气血而愈。可见治病必求其本，先问所因，《内经》之旨，不可违也。至眩仅眼目昏花，其症浅；晕则天旋地转，其症重。眩或未必晕，晕则必兼眩。丹溪分而为二，想亦有见于此与！（《吴门治验录》）

❀【评议】　案末所问所答对眩晕病因、症状、类型和治法做了精要的发挥，颇有见地，可资借鉴。

❀ 眩晕复感秋风成疟案 ❀

谢　久患肝风眩晕，复感秋风成疟。疟愈之后，周身筋脉跳跃，甚则发厥。此乃血虚不能涵木，筋脉失养，虚风走络，痰涎凝聚所致。拟养血息风，化痰通络。

制首乌　紫石英　白蒺藜　半夏　茯神　洋参陈皮　羚羊角　石决明　煨天麻　枣仁　竹油　姜汁

渊按：疟后脾气必虚，风动虽由木燥，痰聚由于脾虚。若舌苔浊腻，运脾化痰尤不可少。（《王旭高临证医案》）

❀【评议】　眩晕宿恙，复病疟疾，疟愈之后，仍治旧病。叶天士认为眩晕一证主要归属肝风，以"阳化内风"立论，"由肝胆之风阳上冒所致"，治法多从滋阴息风着手。王氏宗其法，处方用药以养血息风为主，兼以化痰通络，颇为恰当。

血虚风动头昏案

宋　营血内亏，不能涵木，加以恼怒，肝风暗动，不时头昏脚软，防其跌仆。今宜养血息风。

党参　当归　白芍　川贝　陈皮　茯神　枣仁
香附　橘叶　砂仁　石决明　刺蒺藜

渊按：营虚由脾不化，心不生。党参、当归补脾以生营，砂仁、橘叶快脾以疏肝，余亦清金制木、利气养营者也。(《王旭高临证医案》)

【评议】　本案头昏责之肝风，肝木赖肾水涵之，血液濡之，肺金清肃下降之令以平之，中宫敦阜之土气以培之，处方疏肝、补脾、养营、清金并举，化其刚劲之质为柔和之体，"遂其条达畅茂之性，何病之有?"

眩晕从虚风痰治案

章　《经》曰：上虚则眩。丹溪云：无痰不作眩。

病机论曰：诸风掉眩，皆属于肝。是眩晕不出虚风与痰三者为患。健忘筋惕，虚与肝之病也，吐痰干腻，津液所化也。从三者治之，虽不中，不远矣。

生洋参　天麻　天竺黄　川贝　茯神　制南星
石决明　牡蛎　甘菊花　牛膝　女贞子　嫩钩钩

复诊　眩晕虚风兼夹痰，前方布置已成斑，病来心悸宗筋缩，养血清肝理必参。

生洋参　天竺黄　天麻　川贝　嫩钩钩　羚羊角
石决明　菖蒲　茯神　大补阴丸（《王旭高临证医案》）

❋【评议】《黄帝内经》云："上虚则眩"，又云："肾虚则头重身摇"，"髓海不足则脑转耳鸣"，皆言不足为病。仲景论眩以痰饮为先；丹溪宗河间之说，谓"无痰不眩，无火不晕"，以痰火立论；清代陈修园等医家治眩晕均"证辨风火痰虚，治求肝脾肾元"，当代国医大师周仲瑛教授亦认为眩晕乃风火痰虚交互为患。诸家之论，对辨治眩晕，很有指导作用。

❋ 清胆络治眩晕案 ❋

黄　三十岁　肝风内动，脉弦数，乃真水不配相火，水不生木，故木直强而上行，头晕甚，即颠厥也。久不治为痱中，医云痰者妄也。先与清肃少阳胆络，继以填补真阴可也。

羚羊角 三钱　茶菊花 三钱　黑芝麻 三钱, 研　桑叶 三钱　生甘草 一钱　丹皮 二钱　苦桔梗 二钱　钩藤 二钱　薄荷 七分

丸方

定风珠。(《吴鞠通医案》)

❀【评议】　肝与胆相表里，"先与清肃少阳胆络"，乃脏病治腑之法也。方中羚羊角一味为咸寒质重之品，配伍质轻辛甘之物，取叶桂"辛甘化风"之意，堪称绝妙。

❀ 肝木犯脾内风震动晨泻头眩案 ❀

本　寐醒舌干辣，华池津不上朝，头眩耳鸣，肢麻胁痛，肝风内震，腹满肠鸣，晨泻不爽，木气直犯中宫矣。左关浮弦，右浮滑，痰嗽不利，太阴受戕，有年，须防类中。晨服方，运脾阳以利湿，生白术、茯苓、半夏（青盐制）、炙甘草、薏苡仁（炒）、砂仁、益智仁（煨）、山药（炒）、小麦。晚服方，养肝阴以息风，阿胶（水化）、枸杞子、茯神、麦门冬、石斛、白芍药、桑枝、甘菊（炒）、黑芝麻、牡蛎粉。

寐后，用柿霜二匙含舌下，以生廉泉之津。服效。
（《类证治裁》）

● 【评议】《黄帝内经》有云："平旦至日中，天之阳，阳中之阳也。日中至黄昏，天之阳，阳中之阴也。合夜至鸡鸣，天之阴，阴中之阴也。鸡鸣至平旦，天之阴，阴中之阳也。"晨起阳升阴降，傍晚阴升阳降，"朝服补阳，夜服补阴"，本案晨服之方运脾阳，晚服之方养肝阴，顺应一日之中阴阳的变化规律用药。观其养阴息风之方，选药精当，配伍合理，吸取了叶天士的经验，无怪乎果获良效。

🌸 内风夹痰火上冒掉眩案 🌸

沈氏　当夏郁怒不寐，五更起坐，倏然头摇手战，目闭耳鸣，晕绝身冷。此怒动肝阳，内风挟痰火上冒也。急煎淡青盐汤以降风火，一啜即醒。用牡蛎、钩藤、山栀、桑叶、白芍药、茯神、菊花（炒），二服神志已清。转方用熟地黄（炒）、枸杞子（焙）、石斛、枣仁（炒）、龟板（炙）、牡蛎粉、磁石，镇补肝阴而安。（《类证治裁》）

● 【评议】　本案之症系肝胆风火相煽，火热循经上扰头目而作掉眩。林佩琴私淑叶桂之学，以清散之法治肝胆风火上郁，方中多钩藤、桑叶、菊花等质轻而味辛苦寒之品，"如开其窗，如揭其被"，清透火热之邪外出，因势而解。遣方先急清其热，再补养其阴，真乃良工。

肝肾阴虚风动身麻头目冒昧案

黄士岩戴士周　右体酸疼麻木，迎风流泪失明，是肾肝精血交损，致内风习习鼓动，头目冒昧，所谓下虚必盛也。六味丸加龟胶、紫河车、茯神、远志。（《龙砂八家医案》）

●【评议】　目为肝窍，泪为肝液，肝血上注于目则能视，本例病者显系肝肾精血亏虚，下元水涸火升，阴虚风动，虚风入络则见偏体酸麻，上攻于目则发迎风流泪，扰动清阳则头目冒昧。此内风横肆，非发散可解、沉寒可清，林佩琴尝谓其"与治六气风火大异，法宜辛甘化风，或酸甘化阴。"方用六味加龟胶等味，正合此意。

湿郁上泛眩晕案

眩晕多年，每发于湿蒸之令。今年初夏，潮湿过重，发亦频频。诊脉濡细，舌苔腻白。考古法眩晕一证，概从《内经》诸风掉眩，皆属于肝之论。大旨不外乎风阳上旋，再辨别挟火挟痰以治之。今按脉证，乃湿郁上泛，挟浊痰腻膈所致。因前人未经论及，而临证亦罕见也。拟辛香运中，以化湿化痰主之。

制厚朴一钱　煨草果四分　炒苏子一钱五分　旋覆花一钱五分　茅术一钱　制半夏一钱五分　陈皮一钱　白芥子七分　椒目五分　赤苓三钱

诒按：所论病机极合。方中尚宜参入清泄肝阳之品，如白芍、蒺藜之类方稳，苏子似不必用。

又按：黄坤载《四圣心源》中，论此等证最详。每以木燥土湿为言，勿谓前人未及也。

再诊：眩晕不复作，舌白依然，脉濡便溏，脘中较爽。信系体肥多湿，嗜酒多湿，卧于地坑之上亦感湿，好饮冷茶亦停湿。倘泥于古法而投滋降，不亦远乎。再拟昨方加减，仍守太阴阳明主治。

茅术一钱　煨草果五分　制半夏一钱五分　土炒白术一钱五分　佩兰叶一钱五分　制厚朴一钱　旋覆花一钱五分　藿梗一钱五分　陈皮一钱　通草一钱

诒按：眩晕由于湿痰壅遏者，亦所时有。然其中必有木火内郁，为痰浊所蔽。治当于疏化湿痰之中，仍参清泄之品乃合。（《爱庐医案》）

🌀【评议】　本例眩晕，乃"湿郁上泛，挟浊痰腻膈所致"，故治用平胃散、二陈汤合芳香化湿之品，这与风痰上扰引起的眩晕而用半夏白术天麻汤自有区别，临床需注意鉴别。

🎋 下虚误作上虚案 🎋

一老广文，俸满来省验看。患眩晕，医谓上虚，进以参、芪等药，因而不食不便，烦躁气逆。孟英诊曰：下虚之证，误补其上，气分实而不降，先当治药，然后疗病。与栀、豉、芩、桔、枳、橘、菀、贝。一剂粥进便行，嗣用滋阴息风法而愈。（《王氏医案续编》）

🔘【评议】 本案是上实下虚之证，"上实者宜降宜抑"，前医误作上虚，进以参芪，实而不降，烦躁气逆由是而作。孟英先以清轻之品治药误，继用滋阴息风以补下清上而获愈。临证当仔细辨察，切莫误判上下虚实。

🎋 体厚反用温补不治案 🎋

比邱尼心能，体厚蹒跚，偶患眩悸，医以为虚，久服温补，渐至发肿不饥。仲夏延孟英视之。脉甚弦滑，舌色光绛，主清痰热，尽撤补药。彼不之信，仍服八味等方，至季夏再屈孟英诊之。脉数七至，眠食尽废，不可救药矣。果及秋而茶毗①。（《王氏医案续编》）

❀【评议】 中医临证讲求"因人制宜"，各人禀赋不同，发病有异，寿夭有别。虞抟即指出眩晕证治，"肥白而作眩者，治宜清痰降火为先，而兼补气之药；人黑瘦而作眩者，治宜滋阴降火为先，而带抑肝之剂"。本例患者体厚蹒跚，不予清痰反用温补，终致不治，前医未能因人施治之过也。

❀ 虚证痰火辨治案 ❀

胡秋谷令爱，年甫笄，往岁患眩晕。孟英切其脉滑，作痰治，服一二剂未愈。更医谓虚，进以补药颇效，渠信为实然。今冬复病，径服补药，半月后，眠食皆废，闻声惊惕，寒颤自汗，肢冷如冰，以为久虚欲脱，乞援于孟英。脉极细数，阴已伤矣。目赤便秘，胸下痞塞如样，力辨其非虚证。盖痰饮为患，乍补每若相安，具只眼者，始不为病所欺也。投以旋、赭、茹、贝、蛤壳、花粉、桑、栀、蒌、薤、连、枳等

① 茶毗：佛家语，火葬。

药，数服即安，而晕不能止，乃去赭、蒌、萎、枳，加元参、菊花、二至、三甲之类。服匝月始能起榻。

眉批：痰火为患，十人常居八九，而医书所载皆治寒痰之法，十投而十不效。今得孟英大阐治热痰之法，真可谓独标精义矣。（《王氏医案续编》）

◎【评议】 本案前医误作虚治，每若相安，实未治本，故而复发。孟英未被虚象所惑，辨其证为痰火为患，久而伤阴，则处方先降痰火后兼补阴，方获全效。临证所见眩晕，往往病因多端，虚实错杂，基于此，论治应着眼病之根本，且勿忽视标象，分清主次，区别标本，随证施治，方能得心应手。

❀ 男子五八眩晕欲发萎厥中风案 ❀

宋，四十。操持烦心，身中阳气多升，肝胆相火内风震动莫制，遂有眩晕惊惕，肉酒蒸聚湿热，由胃脉下注跗足，每多脓水，此痿厥中风之萌。秋冬务在藏聚，温养经脉佐以温通，加味虎潜丸宜用。

虎潜丸去白芍、当归、知母、锁阳、广皮，加枸杞、茅苍术、白蒺藜、车前子、红枣丸。（《沈俞医案合钞》）

◎【评议】 肝为风木之脏，有相火内寄，全赖肾水滋养，本例患者五八之年，"肾气衰，发堕齿槁"，加之平素操持烦心，以致精髓劳损，肝失濡养，已有萌发萎厥中风之兆。《张氏医通》论加味虎潜丸："秋伤于湿，上逆而咳，发为痿厥。……目中流火，视物昏花，耳鸣耳聋，困倦乏力，寝汗憎风，行步不正，两脚欹侧，卧而多惊，腰膝无力，腰以下消瘦，加味虎潜丸。"此方于本例，正是适宜。

❀ 烦劳阳升风动眩晕案 ❀

刘，六三。脉得动搏，劳心烦剧，阳易升越，内风陡起，遂致眩晕欲仆，据述上冬患此，春夏数发，盖冬季少藏，不耐天暖气泄。法当填阴收纳，以培风蛰。二陈汤只治痰眩，非摄纳方也。

鹿角胶　柏子仁　天冬　熟地　杞子　青盐　石菖蒲　远志　苁蓉　茯神　牛膝　鱼胶（《沈俞医案合钞》）

❀【评议】　二陈汤性燥，阴虚者当慎用，本案患者营血虚亏，故不适用。营虚风动之证，"非发散可解，非沉寒可清"，当用叶氏养血息风之法，故方中多遣滋阴养血、益肾填精之品。

眩晕类似煎厥案

《经》以上虚则眩。汗为心液。五志过极，皆从火化。心神过用，虑竭将来，追穷已往，驯致肝肾阴亏，龙雷火起，汗眩交并，如驾风云。高卧不能动摇，动则天旋地转，甚则心烦虑乱，不知所从。似类中而近煎厥，难期速效。当以缓图，假以岁月，辅以药饵，方克有济。

大生地　怀山药　山萸肉　赤茯苓　建泽泻　川黄连　羚羊角　淡竹沥　生姜汁

服药四剂，汗眩虽减，心更烦乱，脉仍细软。《经》以上气不足，脑为之不满，耳为之苦鸣，头为之苦倾，目为之眩。上不足者，必由于下。心烦乱者，必因肾虚。症本深思远虑，扰动五志之阳，化作龙雷之火，消烁脏阴营液。经旨有煎厥症名，近于此也。上病下取，滋苗灌根，实下为主。

大熟地　怀山药　山萸肉　云茯苓　人参　鹿茸　玄武板　大麦冬　五味子　生牡蛎　淡竹沥

实下之剂，又服四剂，汗眩渐平，心烦较定。然脏阴营液久亏难复。所谓阴者，即五脏六腑清淳之精，非独足少阴肾水之阴也。阴之受伤，出阳气先伤。所谓阳者，即五脏六腑五五二十五阳太和之气，非独手少阴心火之阳也。阳邪之至，害必归阴。五脏之伤，穷必及肾。火有君相，天一生水，坎离本不相离，水火同居一窟。心君百凡俱动，肾相翕然而起，煎熬阴液，昼夜不息，甚于欲火。补阴必得五脏六腑之精充，潜阳必得二十五阳太和之气固，岂独心肾为然哉。无阳则阴无以生，无阴则阳无以化。阳生阴长，阴从阳化，又当以化源为主。然脏腑各有化源，又非独脾肾为然也。由此观之，阴阳、水火、脏腑、气血，未易分途治也。爰以六味、三才、生脉、二仙、二至，合为偶方主治。

大生地　牡丹皮　建泽泻　怀山药　山萸肉　云茯苓　天门冬　人参　五味子　麦门冬　玄武板　紫鹿茸　女贞子　旱莲草

水叠丸。早晚各服三钱，淡盐汤下。(《问斋医案》)

❋【评议】　煎厥一名，首见《素问·生气通天论》："阳气者，烦劳则张，精绝，辟积于夏，使人煎厥。目盲不可以视，耳闭不可以听，溃溃乎若坏都，汩汩乎不可止。"清代吴澄指出煎厥属虚损病证，他所撰《不居集》载述："人身肾与膀胱竭绝，于己午之月，故倦怠欲睡，痿弱无力，尔时则宜补益；若或劳役犯房欲，精血内耗，阴火沸腾，致目昏耳闭，举动懒倦，失其常度，五心烦热，如火燔灼，名曰煎厥。此亦虚损之类。"可见煎厥一证，由阳气张弛于外，失于对阴精的运化固摄，于内则水湿内停、上蒙清窍，于外则汗出不止，治当潜阳归阴、利湿化痰。本案亦从虚论治，上病下取，用药以填精、滋阴、收敛阳气为主。

眩晕上病下取案

眩晕欲倾，心胆自怯。诸风掉眩，皆属于肝。上病下取，滋苗灌根，肝病治脾，心病治肾。

大熟地　怀山药　山萸肉　人参　云茯苓　冬白术　炙甘草　制半夏　陈橘皮　酸枣仁　远志肉（《问斋医案》）

●【评议】"上病下取"为《黄帝内经》所提出的治则之一，《素问·五常政大论》："气反者，病在上，取之下；病在下，取之上。"张景岳对此阐释颇为精当："气本者，本在此而标在彼也，其病既反，其治亦宜反"，其精髓在于对病症标、本、根、结的准确把握。本案中肝病下取于脾，实中宫土气以培肝木；心病下取于肾，滋肾阴之水以济心火，正是着眼病本之意。

眩晕怔忡从肝论治案

素多郁怒肝伤。曾患肠风下血，血去阴亏火旺，木燥风生。风火盘旋，头眩眼花，不能起坐。虚里穴动为怔忡，小便浑浊属于热。浊时形神舒展者，肝主小便，肝火下降也。清时反觉不安者，肝火上升也。得食诸症暂平者，显系内虚也。遍身疼痛，游走不定者，二气源头不足以流畅诸经也。所服诸方都是法程，仍请一手调治，何必远涉就诊。

大熟地　粉丹皮　建泽泻　怀山药　山萸肉　云茯苓　人参　大麦冬　五味子（《问斋医案》）

【评议】 肝为风脏，血去阴亏，木燥风生，眩晕由是而作；怔忡乃心失血养所致，方用六味地黄丸合生脉饮，功在滋肾养心。鄙意宜加枸杞子、菊花、珍珠母之类。

木火之体眩晕案

姜吉甫翁令正，据述今春分娩，得子甚小，患胎风症，不育。今秋燥气异常，患咳者比比，及大雪，正值肾阴当权，得咳嗽、气促、畏寒之恙，每临夜两颧赤如火烙，认为寒邪外束。与以疏散之药，数日未效。然亦不介意。偶于五鼓时，忽然眩晕，四肢如麻，倏时冰冷，人事默默，胸紧气促，喉内痰鸣，逾时方醒，醒而复发。医者认为虚寒痰厥，进附杞陈半之剂，未中。余见其形体清瘦，脉来弦数劲指，问知数日不寐，寐则口中乱语，且睡中每多惊怖，如坠于地，唇舌二便如常。因谓曰：尊阃之体，肝火太旺，以致血燥无以荫胞，所以胎小而多风。即今之病，亦属肝风之症。夫人之一身，心高肾下，水火固不相射，然须相济。《经》曰：君火之下，阴精乘之。今元阴浇薄，何供所乘，所以火愈炎、木愈燥、风愈张，风火相煽，心主撩乱，而人事眩晕矣。治法发散、攻下、温补诸方，皆不相宜，发散而火愈升，攻下而阴愈亡，温补而阳愈亢。即补水之剂，亦后来调养之法，施于此际，殊属迂远。大约木喜条达，风宜静镇，火宜滋润，遂其生发之性，不令抑郁枯槁，使守其常而不变。吉翁闻余议，颇不以为非，促令疏方，连进数剂而愈。

附方

当归　白芍　丹参　丹皮　桑叶　川贝　柴胡薄荷　枣仁　黑麻　洋参　麦冬　天冬　甘草

金银煎汤。

越旬日，人事清健，诸病顿除，更委善后之法。余诊毕论云：尊阃玉体清瘦，脉来尺涩关弦，夫涩者，血虚也；弦者，肝燥也。至于形质，在五行之中，禀木火而生者，其为人也性急，主正直，主多惊，主多怒，主善忧，主善敏，种种不一。大抵木有凋谢之日，又有生发之期，火有遏止之时，又有炎威之候，而火生乎木，木又畏火。前此之眩冒，肝风张也。吾不用祛风之药，但取养肝润燥之品，既已呈效。今嘱善后，所云补水之剂，可参用矣。诚能怡情善养，药饵平调，滋润苞根，不使枯槁作燃，即保无虞。管见酌方。后如叶梦，即当赐音召诊。

附方

地黄　人参　麦冬　茯神　当归　生芍　枸杞　葳蕤　阿胶（《得心集医案》）

❀【评议】　就木火之质，叶天士有云："色苍肉瘦，形象尖长，木火之质阴液最难充旺"；林佩琴《类证治裁》亦云："木火之质，阴分易亏。"本案中病妇症见两颧赤红，并非寒邪外束，而是心肝火旺，本是木火之体，又值木火之脏，肾水不足可知，故未贸用发散、攻下、温补之方，而予滋养肾水，肝木得涵、心火得济而愈。

❀ 仲夏昏晕误作急痧案 ❀

丙辰仲夏，游武林，仁和胡次瑶孝廉北上未归，令正孙孺人陡患肢麻昏晕，以为急痧，速余视之。面微红，音低神疲，睛微赤，苔色微黄，足微冷，身微汗，胸微闷，脉微弦。乃本元素弱，谋虑萦思，心火上炎，内风随以上僭，岂可误作痧闭，妄投香散之药哉？以人参、龙、牡、菖、连、石英、麦冬、小麦、竹叶、莲子心为方，两啜而瘥，寻予平补善其后。次瑶醇谨博学，与余交最深，久欲卜居结邻而未果。庚申之变①，率妻妾登舟，将来海昌，城闭不能出，与贼遇，并一幼女殉节于河，可哀也已。（《随息居重订霍乱论》）

⚫【评议】　痧证乃南方暑月常见病症，痧毒阻抑经络，脉多沉微或伏，与阴证相类。本案患者身居江南，又值仲夏，陡发肢麻昏晕，故而将虚火上炎误作急痧。郭志邃《痧胀玉衡》言："有沉微或伏之脉，一似直中三阴，设外证稍有不合，即取痧筋验之，有则为痧，无为阴证"，临证可借以鉴别。

🏵 眩晕从痰论治案 🏵

书云：无风不晕，无痰不眩。又云：昔瘦今肥，责之于痰。又云：痰饮凌心则心悸，上升则头眩。前

---

① 庚申之变：即太平天国起事。

述诸症，贵恙具见。探其源，则由惊恐伤胆，抑郁伤肝，思虑伤脾。故胆虚善怯，肝旺善怒，脾弱难运，津液不归正化，遂变蒸而为痰饮。饮入经络，则筋惕肉瞤；扰心肾，则梦惊神恍，间有遗滑，多疑不决，多食善饥，均痰热熏灼之为患耳。脉象沉弦且滑。久则有类中之虞。速当镇静精神，清心寡欲，庶与药饵兼功。

八楞麻五分　瓜蒌霜一钱　茯神苓各三钱　苦竹根一钱五分　珍珠母三具（盐水煮）　首乌藤三钱　广橘皮络各一钱　甘菊炭七分　明天麻一钱（去油）　汉防己五分　合欢皮五分　秫米三钱　白蒺藜三钱（去刺）　法半夏一钱五分　涤饮散五分（《寿石轩医案》）

❀【评议】　先贤临证见昔肥今瘦，多责之于痰饮，《续名医类案》云："昔肥今瘦者，痰也"；《临证指南医案》云："昔肥今瘦为饮"。本案素瘦今肥，亦可从痰论治，由痰湿停滞，津液运化失调，而致病态肥胖。从痰饮生成之源着手论治，同时镇静精神，清心寡欲，可获良效。

❀ 体丰气虚痰多案 ❀

体丰气虚，多湿多痰。痰凝胸中则嘈杂善饥；痰上升则眩晕；凌心则心悸，摇摇如悬旌，自汗淋漓。脉象弦滑无神。久延防成类中。速当自开怀抱，庶得与药饵兼功。

干地黄一钱五分　川贝母三钱（去心）　生山栀一钱　南沙参一钱五分　麦冬一钱五分　川石斛一钱五分　酸枣仁一钱五分　粉丹皮一钱五分　粉甘草七分　云茯苓三钱　竹根一钱五分（姜炒）　梨皮三钱（《寿石轩医案》）

● 【评议】"体丰者，气本虚，湿胜者，痰必盛"，"痰上升则眩晕"，是本例的病理症结所在。且自汗淋漓，脉来无神，已是气阴两虚之象，故而处方以清热涤痰、育阴潜阳为主，配合自开怀抱调畅情志，以期取效。

内风升扰眩晕并作案

方星如母，客秋咽喉肿痛，入冬病减。今冬末春初，渐加咽间如有物阻，咽之不下，咯之不出。四肢时麻，眩晕间作，自觉胸中之气升多降少。医进辛温涤痰之品，渐致四肢动摇不安，夜分气升而厥颠，旋足冷神惫，纳微，脉关弦尺弱，舌中干，苔白。此真阴亏乏，木无涵养，肝阳上越化火化风，虽宗高氏方填阴涵阳，终虞暴仆耳。

天冬一钱半　元参心五钱　生牡蛎一两　生地三钱
苁蓉三钱　西洋参一钱半　磁朱丸三钱　菊花三钱　牛膝
一钱半　女贞子三钱　黑豆衣三钱

各羔减半，依原进步可也。前方去膝、菊，加漂
淡海参五钱、漂淡淡菜三钱。西门凌秀甫诊（《慎五堂治
验录》）

●【评议】"真阴亏乏，木无涵养，肝阳上越化火
化风"，确是眩晕的重要病机之一。所用方药，意在
滋水涵木，镇肝息风，恰合病机，效验可期。

🌸 经来眩晕案 🌸

陶霭山室，壬午，夏家桥油坊。奔走长途因于佛
事，吸人暑湿兼感风邪，医投里药，病益加剧，不饥
不食已旬余矣。曾以清泄表邪，得汗痦布而愈。兹忽
经水不期而至，眩晕大作，耳鸣不寐，作恶便难，肢
冷脉弦，乃血去过多而厥阳上冒也。当柔剂和之。

女贞子三钱　夏枯花三钱　白螺蛳壳五钱　湘莲子
三钱　淡苁蓉一钱半　旋覆花二钱　生牡蛎七钱　金钗斛
三钱　老枇杷叶四钱　活磁石三钱　朱砂块七分,绢包
青秧七钱

各羔减半。加白芍三钱、甘草三分。（《慎五堂治

验录》)

❀【评议】 寇宗奭言："凡看妇人病，入门先问经期。"患者夏月经水沸溢，不期而至，血海亏虚，加之暑热阳升，肝阳益浮，故施以柔剂滋阴潜阳。

❀ 秋病眩晕耳鸣案 ❀

郁砚香，年六旬外。甲申初秋患眩晕耳鸣，延医调治，酸敛腻补，愈服愈剧。迨至秋末，食面益甚，脘痞呕恶，医用芳香消导，病益不支，知饥思食，大便经旬不解，诸医咸为不治。所亲管敏之乞余往诊，脉则弦大，舌色灰黄，曰：无恐也。不过阴液亏而燥屎不下，何至惶惧若此耶？盖秋病眩晕耳鸣，症固属虚，敛之补之并非背谬，而愈服愈剧，其故何也？《经》曰：治病必求其本。治是症之本宜滋水以生肝，所谓补虚益体须气味相生，秋令之木宜水以生之。继而食面致呕，医固知其食滞也，大用香开消导，虽化而胃液涸矣，望其九窍通调得乎？治宜咸润之品养液通肠，稍佐和阳息风，便解再商培本。乃用苁、蒌、半、枳、金斛、桑、麻、菊花、旋覆、兰叶、稻叶等，一剂便通，诸恙霍然。眩晕耳鸣都因肝虚夹痰而风阳上僭，况乎秋令肝血益衰，反乘胃土，胃伤则容受运化失司，以致食阻中宫，液伤则大肠失润，便结不解。医者昧于斯理，补之消之不中病机，何异实实虚虚之谬乎？不遗人夭枉者鲜矣。（《慎五堂治验录》）

❀【评议】 案中所言"秋令之木宜水以生之"，依笔者管见，当有两层用意：一是此证之本为肾水枯耗肝火内生，宜滋肾生肝之法；二是时值秋令，天干物燥，用药当顾护津液，不可贸用香开消导。

🌸 阴虚眩晕案 🌸

陈天生正，丁亥孟冬，孙家角。望年失血后元虚不复，今秋寒热盗汗，咳呛痰升，四肢麻木，两足俱冷，左半身不能稍动，知饥不食，颧部时红，耳鸣眩晕，脘痛时发，大便干涩，脉形细弦，舌根起粒如榴子。阅所进方皆以清暑化湿，泄风化痰之品，愈治愈剧，非外因证，是水虚不能涵木，木反凌金侮土也。柳洲云：虚人肝肾之气上浮，宛如痰在膈间，须投峻剂养阴，俾龙雷之火下归元海，其此之谓软？兹宗其意，阴充阳潜为福。

生牡蛎一两半　枸杞子四钱　滁菊花三钱　川石斛四钱　磁石五钱，朱打为丸　桑枝一两叶三钱　黑芝麻三钱　谷芽一两　制首乌七钱　水炙草一钱　天麻一钱服五剂，去天麻、川斛，加苁蓉一钱半、白芍二钱半，饮食增，足渐温，麻木定，手足能动。再去牡蛎、磁石、首乌，加直生地三钱、阿胶一钱半。后用膏方调补，其方录下。

直生地八两　净当归一两半　生牡蛎二斤　黑豆半升　白芍三两　女贞子一斤　龟甲八两　黑芝麻一合　水炙草一两　白菊花三两　蒲桃干六两　川斛三两　干首乌八两　桑枝一斤叶三两　五味子五钱　白蜜　阿胶二两

收膏。（《慎五堂治验录》）

🌑【评议】　景岳有云："眩晕一证，有虚晕、火晕、痰晕之不同，治失其要，鲜不误人。"本案患者早年脱血，面赤眩晕，脉弦而细，显是阴虚为病，前医却误作痰晕治，化湿祛痰之品多辛香温燥，易耗气伤阴，患者阴水本已亏耗，故而愈治愈剧。改以枸杞、石斛、首乌等剂峻补其阴，引虚浮之火下行，敛阳入阴，可获良效。

🌸 痰火上攻上实下虚治案 🌸

金衢严桑观察，过于劳顿，虚阳上冒，更挟痰火，上阻清空，下流足膝，年逾古稀，体质偏阳，头晕脚弱。患此数年，退归静养，医治罔效，召余治之。脉浮滑数大，溢上鱼际，正《脉法》所云高章之脉也。余曰：高年亢阳为患甚多。徐洄溪云：凡年高福厚之人，必有独盛之处，症似不足，其实有余也。夫头面诸窍，乃清空之地，六阳经脉之所会聚。上窍皆奇，尤为阳中之阳。厥阴风火内旋，蒸腾津液，如云雾之上升，清阳不利，则为眩晕；且痰之为物，随气升降，无处不到，气有余即是火。其冲于上也，则为眩晕。流于下也，则成痿痹。入于肢节，则如瘫痪；藏于胞络，则为痫厥。阴不足而阳有余，所谓上实下虚是也。治以清痰火为先，次息肝风，终以养血潜阳，徐图奏效。方用鲜橄榄数斤，敲碎煮汁，人乳蒸西洋参、川贝母、钗石斛、桑椹子、白蒺藜、麦冬、山栀皮、竹沥，少佐姜汁，同熬膏，入生矾末，每清晨用开水冲服三四钱，服之颇安。再诊改用茯神、人乳蒸西洋参、石斛、山栀皮、桑椹子、蒺藜、生牡蛎、甜杏仁、川贝母、麦冬、石菖蒲、竹沥、姜汁等，调理两月，渐能步履。而头晕终不能瘥，总须慎阴为是。（《一得集》）

【评议】 本案患者年逾古稀，肾阴亏耗本易亢阳为患，加之其素体偏阳，阴不足而阳有余，故有此高章之脉，诚如《平脉法》云："凡人禀阳气盛，则得高章之盛"，治当潜阳滋阴并举，方可奏效。《一得集》乃清代心禅僧所撰，主张知常达变，本案中高章之脉，正因知晓"年高福厚之人，必有独盛之处"，故可见其不足而知其实有余。先清痰火，次息肝风，终以养血潜阳，徐图奏效，运用之妙，存乎一心！

🕉 肝阴不足眩晕欲呕案 🕉

乙未春，余寓上海，有程姓闺媛，早起必头眩欲呕，甚至呕吐酸水，饮食不进，患已多年，医药罔效。曾请治于西人，饮以药水，似效又不甚效。来延余诊，脉象左部弦数，知是肝阴不足，与以益阴汤加味，投剂辄效。（《诊余举隅录》）

🔴【评议】 弦应东方肝胆经，《脉学阐微》："弦而兼数，肝热恣张"，历代诸家亦多言脉弦数主热，而《脉经》曰："弦数有寒饮"，此当属弦而虚数之脉。依笔者拙见，本案患者患已多年，病久多虚，脉象亦当为弦而虚数，肝阴虚损，阴不敛阳以致肝阳恣张，内有饮邪故而呕吐酸水。所用益阴汤方出《类证治裁》，即于六味地黄汤滋补肾阴基础上，加麦冬、莲子滋补脾阴，白芍、五味敛肝，地骨皮退虚热，灯心引热下行。林佩琴多用其治疗盗汗，本案加味活用于肝阴不足所致眩晕，值得借鉴。

阴虚阳亢眩晕案

徐右　阴分不足于下，虚火浮越于上，单声呛咳，痰带青绿。宜育阴以制伏阳气，阳气平则眩晕自定也。

细生地四钱　粉丹皮二钱　川贝母二钱　黑豆衣三钱　白蒺藜三钱　淡天冬三钱　海蛤粉三钱　池菊花一钱五分　陈关蛰六钱（《张聿青医案》）

❋【评议】　"厥阴之病，在藏为肝，在色为苍，而风气通肝，所以痰带青绿也"，本案肝火上炎病机甚明，滋阴敛阳可收良效。

木郁化火伤阴眩晕案

康右　木郁生火，肝火散越。内热日久不退，咽中热冲，头目昏晕。脉弦大而数，舌红无苔，满布裂纹。肝火灼烁，阴津日耗，水源有必尽之势。草木无情，恐难回情志之病。拟黄连阿胶汤以救厥、少二阴之阴，而泻厥、少二阴之火。

清阿胶溶化，冲，二钱　川连五分，鸡子黄拌炒　生白芍三钱　地骨皮二钱　大生地五钱　丹皮二钱　女贞子三钱，酒蒸　川石斛四钱　萱花三钱

88

二诊　内热稍轻，而咽喉胸膈仍觉干燥难忍。舌红无苔，裂纹满布。心火劫烁，阴津消耗。惟有涵育阴津，为抵御之计。

大生地_{四钱}　阿胶_{三钱}　煨石膏_{三钱}　石决明_{五钱}黑豆衣_{三钱}　大麦冬_{三钱}　花粉_{二钱}　炒知母_{二钱}　双钩钩_{三钱}

三诊　内热大减，而仍头目昏晕，舌燥咽干。气火内烁，阴津消耗。再和阴泄热。

大生地_{五钱}　生甘草_{五分}　粉丹皮_{二钱}　阿胶_{三钱}大麦冬_{三钱}　生白芍_{三钱}　地骨皮_{二钱}　钩钩_{三钱}　石决明_{五钱}　川雅连_{三分，鸡子黄拌炒}

四诊　咽喉胸膈燥痛稍减，神情稍振。然仍口渴无津。厥少二阴之火，劫烁胃阴。再救阴泄热。

西洋参_{二钱}　青盐半夏_{一钱五分}　生甘草_{五分}　花粉_{二钱}　大麦冬_{三钱}　煨石膏_{五钱}　黑豆衣_{三钱}　池菊_{一钱五分}　川石斛_{四钱}　女贞子_{三钱，酒蒸}

五诊　咽喉胸膈燥痛大减。然耳窍闭塞，眼目昏花，大便不行。少阳郁勃之火，上升不靖。甘养之中，再参清泄。

西洋参_{一钱五分}　花粉_{二钱}　丹皮_{二钱}　黑山栀_{三钱}黑豆衣_{三钱}　大麦冬_{三钱}　桑叶_{一钱五分}　池菊_{二钱}　更衣丸_{一钱，开水先送下}

六诊　胸膈燥痛递减。目昏耳闭，还是郁勃之升。再泄少阳而和胃阴。

西洋参　麦冬　黑山栀　黑豆衣　桑叶　南花粉
淡芩　川石斛　池菊花　丹皮

七诊　肝木偏亢，上升则为风为火，下行则为郁为气，所以舌红俱淡，燥渴俱减，而胀满气逆也。疏其有余之气，养其不足之阴。

金铃子二钱　沉香二分，乳汁磨冲　白芍三钱　川石斛三钱　大天冬三钱　香附蜜水炒，二钱　干橘叶一钱五分　煨磁石三钱　阿胶珠二钱（《张聿青医案》）

❀【评议】　是患因情志抑郁日久，气郁生火，损伤肝阴，渐成阴虚火旺之证，且头目昏晕，恐有动风之势。案中处以黄连阿胶汤，此方出自《伤寒论》，原主治"少阴病，得之二三日，心中烦，不得卧"，陈修园于《医学实在易》中提出"少阴中风，借用此方"。对于"少阴中风"，现代有学者认为当根据陈氏"少阴热化之证"的解释，理解为热邪伤阴、阴虚火旺而致的阴虚风动证，用于本案，颇为对证。

❀ 阴虚阳亢头昏目重案 ❀

费统帅　肾虚则生火，木燥则生风，水亏木旺，肝风鸱张，风乃阳化，故主上旋。阳明胃土，适当其冲，所以中脘不时作痛。木侮不已，胃土日虚，而风阳震撼，所以左乳下虚里穴动跃不平。肝风上旋至巅，所以头昏目重，一身如坐舟中。肝为藏血之海，肝脏既病，则荣血不和，遍体肌肤作麻。吾人脏腑阴阳，一升必配一降。肝，脏也，本主左升。胆，腑也，本主右降。升者太过，则化火化风，降者太过，则生沦陷诸疾，必得升降控制，而后可以和平。今肝升太过，则胆降不及，胆木漂拔，所以决断无权，多疑妄恐，面色并不虚浮，而自觉面肿，阳气壅重于上故也。舌苔白腻，冷气从咽中出，以肝胆内寄相火，阳气升腾，龙相上逆，寒湿阴气，随风泛动。倘实以寒湿盛极，而致咽中冷气直冲，断无能食如平人之理。丹溪谓上升之气，自肝而出，中挟相火。夫邪火不能杀谷，而胃虚必求助于食，可知胃虚乃胃之阴液空虚，非胃之气虚也。脉象细弦而带微数，亦属阴虚阳亢之征。为今之计，惟有静药以滋水养肝，甘以补中，重以镇摄。阳气得潜，则阴气自收，盗汗亦自止也。特内因之症，不能急切图功耳。

玄武板六钱，炙　煅龙骨三钱　块辰砂三钱　大生地四钱　生牡蛎六钱　白芍二钱　天冬二钱　茯神三钱　生熟草各三分　洋青铅六钱　淮小麦六钱　南枣四枚（《张

聿青医案》)

❀【评议】 肾阴下虚，水不涵木，肝阳化风上旋，头昏目重由是而作。治用滋水养肝，镇摄风阳，洵为对证下药。其遣药多用介类或质重潜阳之品，是其特色，值得借鉴。惟方中辰砂、青铅有毒，现已不用。

❀ 抑木安脾治眩晕案 ❀

周右 便泄虽止，腹仍攻鸣，眩晕气逆，冲阳上升，脾土失和。宜育阴以制阳气上逆之威，抑木即所以安脾也。

阿胶珠二钱 土炒白芍一钱五分 白蒺藜三钱 池菊花一钱五分 炙黑草五分 炒木瓜皮一钱五分 黑豆衣三钱 海蛤粉三钱 茯苓三钱 盐水炒竹茹一钱 (《张聿青医案》)

❀【评议】 冲阳上升，脾土失和，乃木土相凌之证，故处方以滋水涵木以平息风阳，肆虐之肝木得制，脾土自安矣。

❀ 烦劳阳升眩晕案 ❀

严左 体丰湿痰素盛，熬夜劳神，阳不收藏，致肝阳挟痰上升，头昏眩晕，恶心欲呕，胸闷不舒。脉象糊滑，关部带弦，舌苔浊腻。痰火交炽。恐风旋不息，而致发痉。

制半夏三钱　枳实一钱　煨天麻一钱五分　白茯苓三钱　制南星七分　橘皮一钱　炒竹茹一钱　白蒺藜三钱　白僵蚕一钱五分　白金丸一钱，开水送下

二诊　化痰息肝，眩晕恶心已定，热亦退楚。前法入出，以清邪数。

制半夏二钱　茯苓三钱　煨天麻一钱五分　牛膝三钱　白蒺藜三钱　陈胆星五分　上　广皮一钱　炒竹茹一钱五分　蛤壳五钱　大地栗三枚（《张聿青医案》）

● 【评议】《黄帝内经》曰："阳气者，烦劳则张"，本案患者劳神阳升，熬夜则肝阳益浮，加之素来痰盛，痰随阳升则作眩，治以息肝化痰为主。方中白金丸，乃白矾、郁金二味，白矾咸寒，以软顽痰，郁金苦辛，以开结气，乃去郁痰之良药。

🌸 煎厥眩晕心悸案 🌸

陈右　营血不足，肝气有余。中气痞阻，眩晕耳鸣，心悸少寐。宜养血息肝。

制香附　金铃子　白归身　杭白芍　清阿胶　炒枣仁　朱茯神　煅决明　白蒺藜　煨天麻　甘菊花

二诊 向有肝厥，肝气化火，劫烁阴津，致营液不能营养。遍身筋骨作痛，眩晕，心悸，耳鸣，颧红火升，热熏胸中，胸次窒闷，肾水不能上潮于心，时常倦睡。脉细弦尺涩。宜滋肾之液，以息风木。

阿胶珠　生地　天冬　黑豆衣　元参　白芍　女贞子　朱茯神　生牡蛎　白归身　淮小麦

三诊 《生气通天论》曰：阳气者，精则养神，柔则养筋。又曰：阳气者，烦劳则张，精绝，辟积于夏，使人煎厥。《内经》极言阳火内燃，气血煎熬，阴不含抱，阳火独炎，一时阴阳几离，遂为煎厥，经义如此，原属大概。今诊脉象细弦，左尺小涩，右尺不藏。病起于数年前，屡屡发厥，旋即经事迟行，甚至一年之中仅来两次，其阳气之吸灼，阴液之消耗，略见一斑。兹则肩背、腰膂、股腨皆痛，火时上升，心悸，耳鸣，头晕。据述操持烦劳，甚于平人。显由烦劳激动阳气，壮火食气，遂致阳明络空，风阳乘虚入络，营血不能荣养筋络，是失其柔则养筋之常也。心为阳，心之神为阳中之阳，然神机转运，则神气灵明，神机不运，则神气蒙昧，所以离必中虚，其足以转运阳神者，阴津而已矣。今风阳亢盛，阴津日亏，虽有阳神，而机枢不运，所以迷沉善寐，是失其精则养神之常也。舌苔或黄或白，或厚腻异常，有似阴虚之中，复夹湿邪为患。殊不知人必有胃，胃必有浊，浊随虚火升浮，舌苔自然变异，从可知浊乃假浊，虚乃真虚也。治之之法，惟有甘以益胃，滋肾祛热，以息风木。然必安静勿劳，方能奏功，不可不知。

大生地六两　白归身酒炒，二两　木瓜皮炒，一两五钱　杭白芍酒炒，二两　大熟地四两　黑元参三两　朱茯神三两　黑豆衣三两　肥玉竹三两　大天冬三两　金石斛劈开，四两　潼沙苑秋石水炒，二两　女贞子酒蒸，三两　大麦冬三两　西洋参三两　野於术人乳拌蒸，一两　甘杞子秋石水炒，三两　柏子仁去油，三两　厚杜仲秋石水炒，三两　小兼条参秋石水拌，另煎冲入，八钱　生熟甘草各七钱　粉丹皮二两　生牡蛎八两　陈阿胶溶化，冲，四两　龟板胶溶化，冲，四两

上药煎三次，去渣，再煎极浓，以溶化二胶兼条参汤冲入收膏，每晨服七八钱，渐加至一两余，开水冲化。（《张聿青医案》）

●【评议】　本案中所言"煎厥"，首见于《素问·正气通天论》，乃由阴亏于内阳张于外所致，治当由滋阴敛阳着手。本案层层剖析，精当周详，将煎厥所致神昏、眩晕、筋骨疼痛之机一一阐释。尤其指出辨治此类虚实错杂之症，不可为表象所迷，本病患者往往舌苔浊腻，若见此舌象而径用芳香化浊之剂，则愈

加煎灼阴液煽动浮阳，当知此浊苔乃胃中浊气随虚火升浮所致，"浊乃假浊，虚乃真虚"，独具慧眼，方能切中病机。以滋补膏方缓图，亦是良策。

痰阻胸脘眩晕案

褚右　体丰多湿，湿盛生痰，痰在胸脘，甚则呕吐。吾人肝胆表里相应，肝上升则化心营，胆下降则化相火，胃居于中，为升降之中道，胆宜降，胃亦宜降。今胃中为痰气所阻，胃气不能通降，则胆木之气不能独向下行，于是但有肝之升，而无胆之降，遂成一有升无降之局，所以一身如坐舟中，有似虚空提起，目常带赤，即是胆中之气火，挟命阳浮逆于上也。脉象弦滑。为中风之根。所进一派粘腻阴柔之药，是抱薪而救火也。吾见愈者亦罕矣。

制半夏　煨天麻　橘红　枳实　制南星　云茯苓白蒺藜　炒竹茹　白金丸　磁朱丸

又　脉稍柔缓，躯体之升浮荡漾，亦减于前。水不涵木，固令阳气上升，殊不知胃胆不降，亦能使之上逆。药既应手，无庸更章。

制半夏　制南星　枳壳　广陈皮　杏仁泥　瓜蒌皮　泽泻　竹茹　钩钩　磁朱丸（《张聿青医案》）

❀【评议】 痰聚胸脘，则升降交通之路为之所阻，但有肝升而无胆降，故而如立舟车，空悬无倚。前用一派滋腻药物，反增痰阻。治当以豁痰为主，开通其升降之路，使升降有序，则如舟船有锚，升浮荡漾自平。

眩晕心中跳荡案

严右 腹时疗痛，眩晕头昏，心中跳荡，带下舌光，脉象虚弦。此液虚不能涵养，致阳气升腾不息。拟平肝而息风木。

杭白芍一钱五分，酒炒 醋炒香附二钱 煅磁石三钱 阿胶珠三钱 川楝子一钱五分 炒川雅连三分 石决明四钱 朱茯苓三钱 潼白蒺藜盐水炒，各一钱五分

二诊 腹痛已止，眩晕亦减。然心中时仍跳荡，荡则神觉昏糊。还是肝阳撼扰。再宁神和阳养肝。

阿胶珠二钱 杭白芍一钱五分 茯神三钱 煅龙骨三钱 大生地四钱 炒枣仁二钱，研 生牡蛎五钱 块辰砂三钱 钩钩后入，三钱 金器一件，悬煎（《张聿青医案》）

❀【评议】 "曲直动摇，风之象也"，遇眩晕心悸跳荡之疾，多为肝液亏耗，风阳升扰，从滋水涵木着手，可收良效。

眩晕皮寒骨蒸案

李右　气血两亏，木失涵养，致阳气不和，头昏眩晕，皮寒骨蒸，时易汗出。阳气不能外卫，非偏热所能常进也。

川桂枝五分　地骨皮二钱，桂枝同炒　杭白芍一钱五分，酒炒　白茯苓三钱　白归身二钱　炙黑草三分　橘白一钱　淮小麦五钱　大南枣三枚（《张聿青医案》）

【评议】　本案眩晕病机甚明，由于气血两亏，肝木失涵，营卫失养所致。卫虚则外寒，营虚则内热，是以皮寒骨蒸，故处方以桂枝汤加减，取其调和营卫之功，宣阳气于卫分，畅营血于肌表，且方中归芍能养血柔肝，小麦、大枣擅治自汗。

头昏目眩腹满作痛案

叶右　但寒不热，渐致腹满作痛，头昏目眩，饮食少思。脉弱而弦。气滞于下，阳升于上。宜调气息肝。

醋炒香附二钱　当归二钱　金铃子一钱五分　白蒺藜三钱　酒炒白芍一钱五分　钩钩三钱　半夏曲一钱五分　干橘叶一钱　甘菊花一钱五分　佛手花七分　生熟谷芽各一钱

二诊　眩昏少减，食入仍满。再和协肝脾。

制香附二钱　广陈皮二钱　朱茯神三钱　冬白芍一钱五分　缩砂仁五分，后入　炒枳壳一钱　炒枣仁三钱，研　香橼皮一钱　金铃子一钱五分　沉香曲二钱，炒　焦麦芽二钱（《张聿青医案》）

❀【评议】　本案治法与王旭高平肝三十法中平肝法相类，平肝法由金铃、白蒺藜、钩钩、橘叶组成，加减用治"肝风阳气弛张"，上混清窍之疾。本案兼有肝脾不和之证，故张氏在此法基础上加入平肝行气和胃之品，诸药合用，共奏"疏达肝气，柔驯肝木"之功，上平肝风，下和肝脾。

❀ 阴不潜阳眩晕案 ❀

梁右　每交阴分，火升眩晕颧红，阳气尽从上凌，两足不温，头发脱落。宜导阳气下行。

生牡蛎四钱　炙龟板三钱，先煎　池菊一钱五分　云茯苓三钱　石决明四钱　白蒺藜去刺炒，三钱　钩钩三钱　粉归身一钱五分　滋肾丸一钱五分，盐汤先服（《张聿青医案》）

❀【评议】　本案下寒上热，阴不敛阳，阳气上越，眩晕颧红由是而作。故而组方以滋阴潜阳药物为主，虽见两足不温假寒之证，仍用凉剂，取其凉降之性引上凌之阳气下行。注意须与虚阳浮越真寒假热的戴阳证做出鉴别。

🌀 阳浮引火下行案 🌀

茅_右　脉细濡而右关带滑。叠进育阴潜阳，昏晕依然不定，有时汩汩作酸。良以清津为阳气所炼，渐欲成痰，致浊阻清位，所以昏晕不能定也。再以退为进。

制半夏　晚蚕沙　云茯苓　杭菊　广橘红　煨天麻　白蒺藜　白金丸三分

二诊　阳气浮越在上，时时昏冒。在上之阳气日浮，在下之阳气日乏，所以叠进潜阳，而病不少退。拟《金匮》附子汤以导阳气下行。

台参须一钱，另煎　野於术一钱五分　云茯苓三钱熟附片四分　煨牡蛎四钱　杭白芍一钱五分，酒炒　白蒺藜三钱　老生姜二片（《张聿青医案》）

🌸【评议】　首诊以化痰息风治其标，次诊以导龙入海治其本，标本缓急分明，用药次第有序，可望取效。

✿ 脾肾两虚痰饮内阻眩晕案 ✿

杨_左　白疹已化，热亦渐轻。而四肢欠温，痰多频咳，有时自觉热冲至巅，则头昏眩晕。脉象沉弦。良由痰饮内阻，阳气不克宣通，所谓无痰不作眩也。拟化痰以通阳气。

制半夏一钱五分　橘红一钱　炒苏子三钱　白蒺藜三钱，去刺　僵蚕二钱　白茯苓三钱　制南星四分　川桂枝四分　煨天麻一钱五分　煨姜二片

二诊　头晕恶寒已退，痰多欲咳。的是痰饮内动，阳气郁阻。再化痰降气。

於术二钱　川桂枝三分　补骨脂盐水炒，一钱　干姜三分　炙草二分　橘红一钱　白茯苓三钱　制半夏一钱五分　五加皮二钱

三诊　昨吐痰涎甚多，饮邪上泛也。今吐痰尚作恶心，胃气已经虚馁，况吐出带黑。拟四逆法。

台参须另煎冲，八分　上广皮一钱　生熟薏仁各二钱　茯苓三钱　制半夏一钱五分　熟附片五分　淡干姜五分　竹茹姜汁炒，一钱　生熟谷芽各一钱五分

四诊　投附子四逆，呕吐已止，痰亦渐少，咳嗽较定，而咽中觉燥，舌仍淡白。本质阴亏，未便温燥过节。拟六君以治脾胃为主。

台参须八分　制半夏一钱五分　炒於术一钱五分　上广皮一钱　生熟草各一分　竹茹姜汁炒，一钱　佩兰叶一钱五分　白茯苓三钱　生熟谷芽各一钱五分

五诊　祛痰补气，咳嗽痰多俱减，咽燥转润。的是寒饮内阻，脾胃气虚。药向效边求。

台参须一钱　制半夏一钱五分　炒陈皮一钱　姜汁炒竹茹一钱　炒於术二钱　生熟草各二分　云茯苓三钱　生熟谷芽各一钱　玫瑰花二朵　真武丸三钱，先服

六诊　痰多咳逆气喘。脉象沉弦，左部细弱。脾胃肾皆虚，气不收摄。拟摄纳阳气。

台参须　补骨脂　厚杜仲　云茯苓　车前子　菟丝子　怀牛膝　济生肾气丸

七诊　温摄脾肾，气喘已平，痰亦渐少。可见脾虚不运则生痰，肾虚不纳则气逆。药既应手，宜再扩充。

台参须一钱　炒於术一钱五分　牛膝盐水炒，三钱　车前子三钱　上广皮一钱　制半夏一钱五分　沙苑盐水炒，三钱　菟丝子盐水炒，三钱　茯苓三钱　巴戟肉三钱　杜仲三钱　补骨脂盐水炒，三钱

八诊　气喘已平，每至戌后阴分，痰辄上逆。再以温药和之。

台参须一钱　茯苓三钱　炒於术二钱　桂枝四分　炙

甘草二分　制半夏一钱五分　杜仲三钱　巴戟肉三钱　橘红一钱　菟丝子盐水炒，三钱　济生肾气丸三钱

丸方　脾虚则生湿，气虚则生痰，痰饮内踞，为喘、为咳、为眩晕。温脾所以燥湿化痰，而脾土之阳，化生于命火，历投温补脾肾，颇形康胜。此次喘发甚重，守前意进退施治，渐得平定。惟衰年气血皆亏，阴腻之药，必助寒饮，惟血肉有情之品，斯温不涉燥，柔不涉腻。

炙上芪四两　煨天麻一两　巴戟肉三两　白茯苓三两炙甘草八钱　奎党参六两　炒山药三两　广郁金三两　川桂枝八钱　炒於术三两　甘杞子三两　厚杜仲三两　炒萸肉二两　制半夏二两　广橘红一两　泽泻一两五钱　肥玉竹二两　补骨脂盐水炒，二两　白蒺藜去刺炒，二两　菟丝子盐水炒，二两　蜜炙淡干姜六钱　炒霞天曲一两　胡桃肉十二枚，打碎

上药各炒研为末，用鲜河车一具，漂净酒煮打烂，捣药糊丸，每服三钱。（《张聿青医案》）

◉【评议】　本案初诊以咳痰眩晕为主，遵丹溪"无痰不作眩"之旨，予化痰通阳，眩晕渐平。景岳有言："治痰当知求本"，黑痰出于肾水上泛，频咳出于脾失其健，故本案俟眩晕瘥后，改用温补脾肾。所谓脾为生痰之源，"治痰不理脾肾，非其治也"。

🌿 阳明络虚风阳上僭眩晕案 🌿

孔_左 背腧牵掣不舒，不时眩晕。脉象细弦，舌红苔白而渴。阳明络虚，风阳上僭。宜通补阳明，参以息肝。

炙绵芪_{二钱} 酒炒当归_{一钱五分} 白蒺藜_{三钱} 滁菊花_{一钱五分} 石决明_{四钱} 川石斛_{四钱} 生甘草_{五分} 酒炒女贞子_{三钱} 钩钩_{三钱} 黑豆衣_{三钱}（《张聿青医案》）

🌸【评议】 背为阳明之府，阳明有亏，肝脏风阳趁虚侵扰，故牵掣不舒；阳明经行头面，风阳循经上扰故不时眩晕。"大凡络虚，通补最宜"，本案通补阳明，补而不滞，兼以平息肝风，标本兼顾，可臻良效。

🌿 血虚风阳上升头晕案 🌿

周_右 经来甚畅，瘀露得以通化，少腹痛坠已止。然积瘀虽通，而新血与之并下，自不免于玉石俱焚，所以风阳上升，耳鸣头晕。莨莠既去，当植嘉禾。

白归身_{二钱} 乌贼骨_{三钱} 川断肉_{三钱} 女贞子_{三钱} 旱莲草_{三钱} 黑豆衣_{三钱} 阿胶珠_{二钱} 潼沙苑_{盐水炒，三钱} 茯神_{三钱} 苏梗_{二钱} 蒲黄炭_{五分} 生於术_{二钱}（《张聿青医案》）

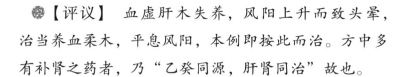

🔘【评议】 血虚肝木失养，风阳上升而致头晕，治当养血柔木，平息风阳，本例即按此而治。方中多有补肾之药者，乃"乙癸同源，肝肾同治"故也。

❀ 产后气血两亏眩晕案 ❀

韦右 小产之后，气血两亏，胃呆少纳，头痛眩晕心悸，腰酸带下。拟补气和营息肝。

奎党参三钱 炒木瓜皮一钱五分 杭白芍酒炒，一钱五分 厚杜仲三钱 炙甘草三分 酒炒当归二钱 茯苓神各二钱 生熟谷芽各二钱 黑豆衣三钱 玫瑰花二朵

二诊 甘以益胃，酸以制木，胃纳稍起，心悸眩晕亦减，然带下不止。前法再参固摄。

奎党参三钱 生山药三钱 黑豆衣三钱 炙黑草三分 厚杜仲三钱 炒木瓜皮一钱五分 煅牡蛎五钱 潼沙苑盐水炒，三钱 池菊一钱五分 茯神三钱

三诊 心悸已定，胃纳不馨，带下眩晕。再和中健脾，以退为进。

制半夏一钱五分 范志曲炒，一钱五分 陈皮一钱 砂仁五分 莲须一钱 炒山药三钱 炒於术二钱 潼沙苑盐水炒，三钱 资生丸四钱，二次服 煅牡蛎四钱（《张聿青医案》）

❀【评议】 本案眩晕病机甚明，气血亏虚，肝失濡养而致，治宜补气血、息肝风，自是正治。盖脾胃为气血生化之源，故前后三诊，均贯穿健脾助运之品。

❀ 脾虚生痰胃实胆逆案 ❀

李左 脾虚则生湿，气弱则生痰。然中气空虚，何至胆阳上逆而为眩晕。脉滑，重取濡软。良以脾虚胃实，脾虚则液滞为痰，胃实则胆逆为晕。拟外台茯苓法出入。

人参须一两，另研和入　广陈皮一两五钱　苦杏仁霜三两　白僵蚕一两　海蛤粉二两，水飞　炒野於术二两　煨天麻一两五钱　云茯苓五两　焦枳实一两二钱　白蒺藜炒去刺，二两　猪苓一两　制半夏三两　建泽泻一两五钱　姜汁炒鲜竹二青一两

上药研为细末，用生姜五两，煎汤泛丸如小桐子大，每晨服三钱，下午服一钱，橘红汤送下。（《张聿青医案》）

❀【评议】 脾运失健而生痰湿，停聚于胃，《麻瑞亭治验集》云："胆以甲木而化气于相火，胃土上逆，碍甲木下行之路，相火必逆"，此胆阳上逆作眩也。

106

法用外台茯苓饮，健脾祛湿，驱停痰宿水，病因一
除，则诸症自平。

脏腑升降失调眩晕案

陈左　右脉微滑，左关脉独弦，弦为风木偏亢之
征。据述别无他恙，惟有时冒眩。夫阴虚木旺，木燥
生风，亦令眩晕，若系阴虚，安得于眩晕之外，别无
兼症。吾人脏阴而腑阳，脏升而腑降，体之阴者其用
阳，是谓阴中有阳，体之阳者其用阴，是谓阳中有阴，
故离虚其中，坎满其中也。肝为乙木，胆为甲木，肝
为脏而胆为腑，一脏一腑，表里相应，与脾脏胃腑相
附而升，相附而降，故肝合脾升，而心血以生，胆合
胃降，而命火以长。今右脉微滑，胃有湿痰，而胃欠
通降。胃降不及，则胆经之气，安能独向下行。于是
肝脾之升也有余，而胆胃之降也不及，有余不及，即
是偏胜之肇端，阳偏于升，而为眩为晕，亦固其宜。
若壮水以涵养肝木，而潜其阳气，惟阴虚阳亢者，有
阴以制阳之效。若胆胃少降者，得阴柔之品，则胃腑
愈窒，胆愈难降，斯肝愈上升。欲平其肝，当降其胆，
欲降其胆，当降其胃，管窥之见，未识有当否。

制半夏三两　广陈皮一两五钱　粉丹皮一两　枳实一

107

两五钱　茯苓_{四两}　滁菊花_{一两五钱}　海蛤粉_{四两，飞}　黑山栀_{一两五钱}　稆豆衣_{三两}　桑叶_{一两五钱}

上药晒干勿见火，研为细末，用水竹茹四两煎汤泛丸，每晨服一钱五分，下午半饥时服二钱。(《张聿青医案》)

❀【评议】　本例乃肝脾之升有余，胆胃之降不及而引起眩晕，这与阴虚木旺，木燥生风的眩晕病因不同，故治法亦异。对于此等证，张氏辨治从"欲平其肝，当降其胆，欲降其胆，当降其胃"立法，堪称慧眼独具，别开生面，洵非老手不办。

🌼 气郁化热不孕昏晕案 🌺

魏_右　经事无故，而不受孕，平日间亦无他恙，惟时为昏晕，或四肢烙热而酸楚，少腹时满。脉大有力。盖气郁则生热，热从内吸，则子宫枯燥，不能摄精，热盛则生风，风阳鼓旋，则头旋眩晕，脉络不和。养血益阴，固属要图，而泄热调气，尤为急务，非大剂补益便为良法也。

大熟地_{砂仁炙，五两}　黑元参_{三两}　大连翘_{三两}　白蒺藜_{炒去刺，三两}　大生地_{姜汁炙，五两}　稆豆衣_{三两}　黑山栀_{三两}　四制香附_{四两研}　大麦冬_{二两五钱}　制首乌_五

两切　晚蚕沙_{包煎三两}　全当归_{二两五钱}　制洋参_{三两}　奎党参_{四两}　炒杞子_{三两}　粉丹皮_{二两}　淡天冬_{二两}　滁菊花_{二两}　干荷边_{二两}　缩砂仁_{另煎冲，一两}　杭白芍_{二两五钱}　半夏曲_{二两五钱，盐水炒}　松萝茶_{二两}　桑寄生_{三两}

上药共煎浓汁，用清阿胶三两、龟板胶二两、白冰糖三两，溶化冲入收膏，以滴水成珠为度，每晨服一调羹，开水冲挑。（《张聿青医案》）

● 【评议】《石室秘录》有云："女子不能生子有十病……一胎胞冷也，一脾胃寒也，一带脉急也，一肝气郁也，一痰气盛也，一相火旺也，一肾水衰也。一任督病也，一膀胱气化不行也，一气血虚而不能摄也。"本例乃气郁所为，气郁不仅聚生热邪煎灼阴液以致子宫燥涸，不能摄精受孕，同时热盛则生风，风阳鼓旋，上犯巅顶，眩晕由是而作。观其立法处方，既滋养肝阴，又泄热调气，且用药多多益善，若非久谙临床者，断难为之。笔者管见，丹栀逍遥散亦可用。

❀ 胃滞胆逆眩晕治从育阴潜阳得效案 ❀

薛　平素痰多，渐起眩晕，始清痰热，未能速效，继进育阴以潜阳气，眩晕才得退轻。盖脾为生痰之源，胃为贮痰之器。升降之机，肝合脾主左升，胆合胃，主右降。惟胃有蕴聚之痰，斯胆失下行之路。于是甲木生火，火即化风，久之而水源亦耗，所以育阴之剂，获效于后也。宜循经验之法调理。

炙生地五两　奎党参三两　粉丹皮二两　滁菊花一两　黑玄参二两　生於术一两　杭白芍酒炒，一两五钱　广橘红一两　竹沥半夏一两五钱　生甘草五钱　萸肉炭一两　川石斛三两　生牡蛎四两　茯苓块二两　南花粉一两五钱　川贝母去心，一两五钱　海蛤粉三两，包煎　大天冬二两　石决明四两，打　煨天麻一两五钱　肥玉竹二两　白蒺藜去刺炒，三两　泽泻一两五钱

上药宽水煎三次，去渣，再煎极浓，用清阿胶、龟板胶溶化冲入收膏，每晨服一调羹，开水冲挑。（《张聿青医案》）

❀【评议】　本案因痰聚胃腑，升降枢机失常而致眩晕，病机与上列陈案雷同，不再赘述。而案中提及"胃为贮痰之器"，值得探讨。明代李中梓《证治汇补》有云："脾为生痰之源，肺为贮痰之器"，此说对后世影响颇深。但有持不同见解者，柯韵伯基于"胃为水谷之海"，提出"胃为贮痰之器"之说，亦不乏医家赞同。查阅现代文献发现，现代中医学者中赞同"胃为贮痰之器"论者占多数，并多从脏腑生理特性、痰病证治特点等方面加以论述，有理有据，十分精

妙，篇幅有限，不加引述。而依笔者管见，肺"藏精气而不泄"，且"一物不容，毫毛必咳"，确与"贮痰之器"相去甚远，且《黄帝内经》已有"咳喘者，是水气并阳明也"及"聚于胃，关于肺"之旨，故认为"胃为贮痰之器"一说更为妥当。

🏵 肾水不足阳越于上案 🏵

任_左　上则眼目昏花，下则阳道不通，有时火升面热，稠厚之痰，从喉中咯出。或谓真阳式微，阳道闭塞，则眼目昏花，火升面热，又系阴虚阳升明证，如以阳道不通与火升目花分为两途，则欲养其阴，必制阳光，欲助阳光，必消阴翳，未利于此，先弊于彼矣。或者阴阳并虚，水火皆乏。庸有是理。然果水火皆乏，安能形气皆盛，起居无恙乎？细察阳道不通，断非阳衰不振，实缘肾水不足，虚阳尽越于上，阳不下降，所以阳道不通，与阳气衰乏者，判如霄壤也。脉象弦大，尤为阳气有余之征。拟每晨进育阴以潜伏阳气，每晚进咸化痰热。备方如下。

大生地_{六两}　制首乌_{四两}　生甘草_{七钱}　大熟地_{四两}　黑豆衣_{三两}　大天冬_{二两}　生牡蛎_{四两}　煅磁石_{三两}　大麦冬_{二两}　海蛤粉_{四两}　川石斛_{四两}　奎党参_{四两}　生山

药三两　浙茯苓三两　川贝母二两　西洋参二两　甘杞子三两　大元参三两　生於术二两　粉丹皮二两　女贞子酒蒸　石决明四两，打　池菊花一两五钱　橘红盐水炒，一两　酒炒白芍一两五钱　潼沙苑盐水炒，三两　牛膝盐水炒，三钱　泽泻一两五钱

上药煎三次，去渣，用清阿胶三两、龟胶三两、鱼鳔胶二两溶化冲入收膏，每晨服一调羹。

再另加陈关蛰三斤，洗极淡，用清水煎烊，渐渐收浓，加荸荠汁六两冲入，更加白冰糖二两收膏，每晚将卧时服半调羹。俱用开水冲挑。(《张聿青医案》)

❋【评议】　本案理法方药，环环相扣，分析甚明，不多探讨，仅就案中提及择时用药，展开一二。清代徐灵胎认为用药时间"早暮不合其时……不惟无益，反能有害"，因而用药当注意天人合一，结合药物的药性特点与人生理活动昼夜节律，方能药半功倍。本案中于晨起服滋阴潜阳药物，即遵此旨。

❀ 心肾不交眩晕案 ❀

董左　心火炎上，水从下吸，斯火不上腾，肾水就下，火从上挈，斯水不下沦，水之与火，两相交济者也。每至心事急迫，辄气从下注，有似阴精欲泄之

象，皆由心肾两虚，不能相济。时为眩晕，亦阴不足而阳上升也。拟交补心肾，参以息肝。

人参须五钱，另煎浓汤和入　大熟地七两　远志肉六钱，炒　柏子霜二两　奎党参五两　元武板十两，炙　潼沙苑盐水炒，三两　山萸肉一两五钱　生熟於术二两　煅龙骨三两　鸡头子三两，炒　杭白芍酒炒，一两五钱　黑豆衣三两　制首乌四两　炙绵芪三两　生牡蛎四两　池菊花一两　炒山药三两　炙黑草七钱　当归炭二两　甘杞子三两　白茯苓三两　炒枣仁研，一两五钱　泽泻盐水炒，一两

加阿胶三两、冰糖三两收膏。（《张聿青医案》）

❀【评议】　本案为心肾两虚，不能相济所致，予交补心肾，参以息肝，十分对证。值得一提的是本案以及前三则医案，均遣膏方施治，可见张氏对膏方的使用颇具心得，在《张聿青医案》中还单设"膏方"一卷。后世学者总结其膏方特色有三：一是组方不繁，大多20余味；二是不囿陈法，调补兼顾；三是药物注脚标注讲究，炮制方法、下料时间均一一注明。

🌸 阴虚木火灼痰案 🌸

苏　向质阴虚木燥，今年春夏，木火偏胜，因致眩晕耳鸣，风阳浮越。近日潮热往来，不时鸣晕少

寐，即属肝火升动之象。观其食不变味，则热之不由乎外感可知。所难者，肺胃中向多痰湿，脾土久已受困，今为木火所蒸灼，上逆而为咳嗽气促。其面色浮晦，指尖微肿，是脾土之清气不升，肺胃之痰浊不降。此时若与滋腻养阴，则助其痰浊；若进温燥，又恐助肝火。况舌质光滑少津，苔剥而浮。胃气既为痰浊所蒙，胃液亦为肝火所烁，后天生气，渐被戕伐矣。脉虚数左关独浮，其为阴虚肝旺，自无疑义。拟用潜息肝阳，清化肺胃之法。望其胃阴与中气，渐能振作，方可着手，录方候政。

东白芍生切　粉丹皮炒　左牡蛎盐水煅　滁菊花　白薇　霍石斛先煎　生於术　白苡米　青盐半夏　川贝去心　川百合　磁朱丸先煎　鲜竹二青（《柳宝诒医案》）

❀【评议】　本案患者素体阴虚，痰浊湿气易从热化，湿热熏蒸，加之时气木火偏胜，蒸灼上逆而作咳喘眩鸣。本案之关键在于痰浊与木火，又顾及患者阴虚之质，遣方并未专事温燥或滋腻，而是寓补于清，痰浊得化，阴液不涸，则肝火自息。

❀ 阴虚火旺眩晕案 ❀

于　向患营阴不足，肝失所养，风阳浮动，则为鸣眩；木火刑金，则为咳嗽；内灼脏阴，则为忡悸；下注冲脉，则为经速。所幸胃纳尚佳，可进滋养。拟方滋阴息肝，以柔剂治之，合乎肝为刚脏之旨。

大生地　东白芍生切　炒丹皮　刺蒺藜去刺　石决明盐水炒　陈阿胶牡蛎粉拌炒　甜菊炭　净枣仁川连拌炒黑　黑山栀仁　太子参　茯神　川百合　圆眼肉　鲜竹二青（《柳宝诒医案》）

●【评议】　本案病患与前案同为阴虚之体，治则亦以潜息风阳为主。但比之前案，本案仅有虚火而无痰浊，胃气未被阻遏，可进滋养，故治以敛滋阴柔肝为主。

🌸 肝阳上逆眩鸣案 🌸

杜　眩晕耳鸣之症，大抵因肝阳浮越，胃中痰浊上犯所致。清泄肝火，疏化痰浊，是属不易之法。凡体素阴亏者，当滋血以养肝；胃气不充者，当扶土以御木，此须临诊决之。刻下悬拟之方，姑与清泄风阳、扶胃化痰之法。候胃气清和，纳谷增旺，再图培本耳。

东白芍　青龙骨　石决明　刺蒺藜　滁菊炭　灵磁石醋煅　粉丹皮　黑山栀　青盐半夏　橘红　小麦

冬_{去心}　首乌藤　竹二青

加减：鸣眩发甚，加羚羊尖。

二诊　少阳之脉，营耳后，贯耳中。风木随经上越则耳鸣，甚则闭聪而重听，此与肾虚耳聋有间。年正及笄，疾起于骤，脉象浮软而数，揆此病证，从少阳求治为是。

小生地　粉归身_炒　东白芍　粉丹皮　焦山栀　夏枯草　刺蒺藜　羚羊角　石决明_炒　滁菊花　石菖蒲　夜交藤　苦丁茶　竹二青（《柳宝诒医案》）

●【评议】　阴虚之体而作眩晕，案语中已论述甚明，在此仅就耳鸣耳聋略作展开。《仁斋直指》有云："十二经络上络于耳，其阴阳诸证，适有交并，则脏器逆而为厥，厥气搏于耳，是为厥聋。必时有眩晕之证。"本案肝气随经上逆而作眩、作鸣、作聋，正是此证，临证当与肾虚耳聋鉴别。肾虚耳聋多由渐而成，少阴肾气不足也，多有面黑精脱等兼症；本案患者正值少年，起病急骤，不难与之区别。

🍀 胃气上逆得谷则眩 🍀

孔　胃气上逆，得谷则眩，以谷能助湿增热故也。右寸关及左关浮数，不特肝木克土，并肺气亦逆矣。舌根苔浊，前半光红，胃阴渐耗。宜润降不宜香燥。

北沙参　炒麦冬　制半夏　细川连　江枳实　紫菀茸　瓜蒌皮　刺蒺藜　广郁金　薏苡仁姜汁炒　白茯苓　旋覆花　竹二青　枇杷叶（《柳宝诒医案》）

❀【评议】　舌根苔浊而前半光红，此为阴液已伤之象，丁甘仁谓此由"阳明腑垢不得下达"而致，施治当存阴降逆，顾护胃液，故案语中言"宜润降不宜香燥"。

❀ 肝火妄动头眩案 ❀

张　头眩眼花，目有妄见。肝火妄动，兼挟痰浊，蒙扰心胞也。肝气上逆于肺，则喉梗；下注少腹，则块痛。病深及脏，奏效甚难。拟先从肝经疏泄。

羚羊角　青龙齿　左牡蛎　胆星　郁金　菖蒲　细川连盐水炒　太子参　旋覆花包　远志肉炒　粉前胡　金铃子肉酒炒　金器　灯心

另：保赤丹一粒化服（《柳宝诒医案》）

❀【评议】　"肝火妄动，兼挟痰浊，蒙扰心包"是本例的症结所在。观其处方，以清肝火、化痰浊、通心窍为主，诚合病因病机，可望取效。值得一提的是，"目有妄见"，乃情志之病，故方中菖蒲、郁金、远志、金器、灯心均是镇心开窍之品。

🎋 肝肾阴虚鸣眩心悸案 🎋

黄　阴气内虚，肝阳升扰。晚热少寐，鸣眩心悸，皆肝肾阴亏之证。惟木气升，则气机易于塞窒，故兼有脘闷络痛之候。调治之法，总以养阴为主，而清肝火、和肝气，随时增损可也。兹因脉象左虚，右手稍带浮数，先拟煎方，兼清气火。

洋参　生地　白芍　麦冬_{川连入内，扎好}　丹皮炭　枳实　软白薇　黑山栀　橘白　枣仁_{猪胆汁拌炒}　瓦楞子　刺蒺藜　夜交藤　竹二青　服后如仍然脘闷，加首乌；火甚，加羚羊角。

膏方，用滋阴息肝法：

大生地　东白芍　制首乌　甘杞子　菟丝饼　潼沙苑_炒　刺蒺藜　滁菊花　明天麻　石决明　左牡蛎　麦冬肉　西洋参　龙眼肉_{拌蒸}　煎取浓汁，加入阿胶，再酌加白蜜收膏。（《柳宝诒医案》）

🎋【评议】　本案阴虚阳扰，肝肾不足，木火伐胃，胃不和卧不安，故晚热少寐，鸣眩心悸，兼有脘闷络痛。柳宝诒临证遣方特色之一，便是以药制药，通过特殊炮制方法，糅合数药之性，使之更切合临证需要。本案中麦冬包入川连，扎好入药，加强养阴清心之效；枣仁用猪胆汁拌炒，常用治阴气内虚，肝阳外扰，脘闷络痛等证。此法扩展了药性，提升了临证用药的灵活性，能够起到常规配伍难以发挥的药效，值得后辈借鉴。

痰阻眩运案

洪　经络之气稍松，而眩运又作。痰气不阻于络，即犯于胃。用药以化痰为主，仍带息风通络之意。

姜半夏　刺蒺藜　白茯苓　煨天麻　橘络　杭菊花　炙僵蚕　象贝母　白芥子　参须　瓦楞子壳　竹茹_{姜汁炒}

另：指迷茯苓丸。（《柳宝诒医案》）

【评议】　指迷茯苓丸原治痰停中脘所致臂痛不能举，《医门法律》概括其病机为："伏痰在内，中脘停滞，脾气不流行，上与气搏。四肢属脾，脾滞而气不下，故上行攻臂。"本案中取其化痰兼可通络之功，颇为精当。现代临床常用本方治疗肩关节周围炎，疗效显著。

🐉 中气虚馁眩晕案 🐉

夏老太太 中气虚馁，清阳不升，气痰上逆，眩晕，即《经》所谓上气不足，头为之苦倾是也。宗陈修园补中益气加减法。

生芪 广陈皮 明天麻 炙甘草 柴胡 川当归尖党参 钩藤钩 白术 制半夏 羚羊角 绿升麻（《雪雅堂医案》）

🐉【评议】 中气不足，清阳不升，自当补气升清，补中益气汤颇为对证。盖是方源于李东垣《内外伤辨惑论》，后世多有发挥。本案处方加羚羊角、钩藤之属，意在凉肝息风，以增强止眩之功。

🐉 阳明虚寒厥阴风动眩晕案 🐉

阳明虚寒，厥阴风动，吐逆眩晕，两关弦紧，阳明厥阴主治，大忌风药寒凉。

桂枝尖五钱 半夏三钱 生磁石五钱 炙草钱半 淡吴萸钱半 炒白芍三钱 防党三钱 大蕲蛇钱半 归身五钱 炮干姜三钱（《雪雅堂医案》）

🐉【评议】 弦紧主寒，两关见弦主饮，《医宗金鉴》云："弦关主饮，木侮脾经"土衰木横，掀旋头面，而致眩晕吐逆。遣党参、干姜、炙草填补阳明，以桂枝、吴萸温敛厥阴，且虑其虚寒之证，用药忌寒凉而多性温。

🌸 内风暗动头掉耳鸣案 🌸

脉大洪弦，内风暗动，头掉耳鸣，左耳后复有酸痛。此厥阴少阴阳明交会之所，络虚风窜，故头牵左侧有声，夜静声动，治宜养阴息风，参以抑阳入阴之法，因其劳而折之。

原生地六钱　阿胶珠三钱　川石斛五钱　羚羊角三钱　云茯神三钱　生白芍三钱　酥龟板六钱　生石决一两　生牡蛎八钱　灵磁石五钱

又

生磁石五钱　酥龟板八钱　羚羊角二钱　生铁落五钱　原生地五钱　白蒺藜三钱　大蝉衣钱半　生牡蛎五钱　生石决明一两　抱木茯神五钱（《雪雅堂医案》）

🌸【评议】　洪脉多主阳盛热证，但阳盛则阴病，结合头掉耳鸣、耳后酸痛等虚象，可知此为阳盛阴衰、内风暗动之证，故治宜养阴息风为主。《黄帝内经》云："阳气者，烦劳则张"，张即腾跃之意，烦劳过度，阴虚阳亢，阳失其所，难免折损，当兼顾收敛阳气。顺应阳气消长规律，于夜晚阳气潜藏之时，参以抑阳入阴之法，不失为良策。

❀ 血虚肝阳上扰案 ❀

母亲厥逆头晕，舌麻胁胀，病起多年，嗔怒烦劳，则其发愈剧，现诊脉象芤滑，轻按不见，而重按反觉鼓指。此风气也，良由冲任素乏藏蓄，以故肝阳化风，时时上扰，谨拟温养奇经，兼佐活络息风似为合法。

当归头五钱　肉苁蓉四钱　泡吴萸八分　白蒺藜二钱　明天麻二钱　酒胡索钱半　嫩桃仁八分　炒白芍三钱　益母草三钱　乌豆衣三钱

前进温养奇经，兼佐化风，服后病无增减。现诊脉觉鼓指，病发舌似麻木，脘觉空虚，手足微厥，凡此见症，莫非风气上逆？惟得病已久，血海已少，藏蓄祛风迅利之品，似不能任，更恐搜逐太过，肝血更伤，大有得标忘本之弊，谨拟养血清肝，佐以化风活络，使矫阳不致上扰，似为稳治。

桑寄生五钱　白蒺藜钱半　五灵脂一钱　冬桑叶三钱　桃仁泥一钱　明天麻钱半　白芍药三钱　杭甘菊钱半　川楝肉钱半　旧香橼八分　黑豆衣三钱

后去灵脂、香橼，加降香一钱，羚羊角一钱。
(《雪雅堂医案》)

❀【评议】"病发舌似麻木"，此症最宜警惕，有虑肝阳化风升扰，而病中风。为使内风不至暴起，当薄味静养为稳。切忌嗔怒烦劳，徒守药饵，未足恃也。

❀ 肝风上逆眩晕案两则 ❀

俞观察　阳明空虚，肝风眩晕，宜进辛甘化风，佐以镇摄补虚。

桂枝尖三钱　大炙芪八钱　青龙骨四钱　焦白芍三钱　高丽参三钱　黑甘草钱半　紫石英八钱　枸杞子八钱　全当归三钱　灵磁石四钱　黑枣肉二钱（《雪雅堂医案》）

姜锦初夫人　脉虚大，冲虚肝风上逆，眩晕战振，应辛甘化风，以镇摄为主。

大炙芪八钱　生牡蛎六钱　炙甘草一钱　大防党四钱　枸杞子八钱　黑枣肉二钱　清桂枝二钱　焦白芍二钱　灵磁石五钱　青龙骨三钱　全当归四钱　云茯神三钱（《雪雅堂医案》）

❀【评议】《临证指南医案》云："身中阳化内风，

非发散可解，非沉寒可清，与六气火风迥异，用辛甘化风方法，乃是补肝用意"，辛甘化风之法，正是宗《黄帝内经》"肝欲散，急食辛补之，肝苦急，急食甘以缓之"之旨，用药辛甘柔润，可补肝之用，而不伤肝之体。

肝肾阴亏眩晕案

左关尺细软，肝肾阴亏，所以上为眩晕，下为腰脊酸疼，壮水养木，以期乙癸相生。

旧熟地　炒白芍　杭甘菊　大麦冬　云茯神　山萸肉　枸杞子　潼沙苑　全当归（《雪雅堂医案》）

【评议】　细脉主诸虚劳损，"细入左关，肝阴枯竭"。本例左关尺细软，且眩晕腰酸并见，正是肝肾阴亏之证，故予滋水涵木。案语中所提及"乙癸相生"，因肝肾精血同源，且内寓相火，故多肝肾同治，诚如《医宗必读》所言："东方之木，无虚不可补，补肾即所以补肝；北方之水，无实不可泻，泻肝即所以泻肾。"

眩晕心悸跗肿案

安昌王　晕眩并作，心悸少寐，脉劲，舌色透

明，力怯跗肿。宜柔肝肾以安神。（四月四号癸卯十七日）

　　生首乌三钱　　炒枣仁三钱　　炒杜仲三钱　　生牡蛎四钱
杞子三钱　　茯神四钱，辰砂拌　　炒狗脊三钱　　泽泻三钱　　甘
菊二钱　　远志肉八分炒　　生米仁四钱

　　清煎，四帖。

　　又　　晕眩已减，夜寐稍安，睡中汗出，脉虚，力
怯，仍遵前法加减为妥。二月念三日

　　生首乌三钱　　炒枣仁三钱　　煨天麻八分　　怀山药三钱
杞子三钱　　茯神四钱　　白蒺藜三钱　　杜仲三钱　　甘菊钱半
生牡蛎四钱　　桑椹子三钱

　　清煎，八帖。

　　介按：肝阴已亏而不藏魂，则晕眩少寐，心神不安则心悸力怯。
更兼湿热滞于下焦而致跗肿，故于补养肝肾之中，而佐牡蛎、泽泻以
祛湿。用药既已双方兼顾，投剂自然得效。次诊又形寝汗，仍是阴液
未固而外泄之候，但此时跗肿已除，故只以柔肝补肾而安神为治。
（《邵兰荪医案》）

　　●【评议】　原书介按，分析精当，语句凝练，所
言极是。

🌸 肝风烁肺头晕音哑案 🌸

　　华川赵妇　　癸水先后不一，脉左涩右弦，舌心光，
头晕音哑，此肝风烁肺。宜阿胶鸡子黄汤治之。十一月

一日

炒驴胶钱半　霜桑叶三钱　丹参三钱　黄草石斛三钱
鸡子黄一枚　生石决明六钱　茯神四钱　粉丹皮二钱　稽
豆皮三钱　小胡麻三钱　甘菊钱半清煎。四帖。

介按：肾液虚而未能上承于心，肝阴亏而厥阳化风烁肺，以致音
哑头晕。治以阿胶鸡子黄汤，参用柔肝养液之品，真是的对之良方。
(《邵兰荪医案》)

❋【评议】　癸水不调、头晕喑哑，邵氏辨其为水
不涵木、化风上扰烁肺之证，治法介按中已阐释清
楚，允称至当。

❋ 肝虚眩晕治验案 ❋

萧范氏，肝血素虚，常患目疾，季春更加头目昏
眩，咳嗽畏风，胸痞多痰，不饥不食，或时寒热往
来，口微作渴。医者不知为厥阴之病，而以宽中散
寒，除痰止嗽之药乱投，遂至更怯风冷，不能进食，
咳逆不止，瘦削如柴。延余诊视，至其室，见床前张
帏暖帐，之外周以毡毕，诊其脉，两手沉细而数，按
之散而无神。厥阴为风木之脏，又与少阳相火同居，
体阴用阳，号为将军之官，故称刚脏。全赖周身血液
以濡，肺金清肃以平，肾水以涵，而后刚劲之性，得
为柔和之体，条达畅茂，欣欣向荣，纤病不作。此病

治法，必先清肝胆风火，使头目清明，继以灌溉其根，乙癸同源，始克有济，非泛泛然见病治病，可已斯疾者。于是定方，羚羊、连翘、霜桑叶、丹皮、栀子、菊花、钩藤、麦冬、天麻之类，肃清上焦，而以麦味地黄丸加龟胶、牡蛎、天冬、枸杞，灌溉下焦，月余始愈。

尚按：脉至两手沉细而数，按之散而无神，则其根柢之不坚也可知。惟其肾阴大虚，是以肝阳偏旺，治法先清后补，条理井然。（《萧评郭敬三医案》）

❀【评议】"乙癸同源，肝肾同治"之说可溯源于《黄帝内经》，是从经脉关系、五行生克、病变互传三个方面认识肝肾之间的联系；宋元时期医家对肝肾关系颇多发挥，此说得到了进一步的发展，如张元素认为"肾为肝之母，故云肝无补法，补肾即所以补肝也"，李东垣首提"自古肾肝之病同一治，以其递相维持也"；至明代，肝肾同源形成了较系统的理论体系，如张介宾谓："肾者，肝之母；肝者，肾之子。肾肝同病，乙癸同源之意也。故凡肝经有病，必推化源于肾。"故而临证对由肝本脏虚损所致虚证及本虚标实之证，可肝肾同养或从补肾中求之。本案患者肝血亏虚，而以麦味地黄丸加味滋补肾阴灌溉下焦，即是基于此理。观其处方用药，与现代治疗水不涵木，肝阳化风而引起的眩晕等证，颇为贴近。

❦ 头晕惊怖子后便利案 ❦

肝风未静，头晕惊怖，六脉涩细，带注腰疼，子后鸣鸣便利，仍遵前法加减再进。

煅龙齿三钱　西琥珀八分　焙天麻八分　白蒺藜三钱　抱木茯神四钱　远志肉八分　石决明六钱，生打　椿根白皮一钱　钩钩二钱　合欢皮三钱　炒谷芽四钱　引灯心七支

五帖。（《邵氏医案》）

❦【评议】　是患六脉涩细，头晕腰疼，显是肝失濡养，肝阳化风所致。喻嘉言云："风邪伤人，必入空窍"，肝风上僭则头晕惊怖，下扰胃肠则肠鸣便利。便利作于子时之后，按子午流注之法，正是肝经气盛之时，由肝横犯胃而致。治以平肝潜阳为主，参以宁心安神，另少佐涩肠止泻药物，甚是恰当。

❦ 肝风犯胃头晕案 ❦

头晕心悸，脉虚右弦，此肝风犯胃，癸水不调，姑宜安胃息风，佐理气调经。

仙半夏一钱五分　桑寄生三钱　鸡血藤三钱　明天麻

八分　新会皮一钱五分　巨胜子三钱　香附一钱五分　绿萼梅一钱五分　钗斛三钱　生牡蛎四钱　炒白芍一钱五分（《邵氏医案》）

❀【评议】　本例即为木横克土所致，故以息肝风安脾胃为治。因兼癸水不调，故少佐理气调经。

❀ 肝虚晕眩食入欲呕案 ❀

肝虚晕眩目暗，脉虚癸涩，食入欲呕，宜柔肝养血。

桑寄生三钱　杞子三钱　钗斛三钱　归身一钱五分　杜仲三钱　香附三钱　新会皮一钱五分　枣仁三钱　甘菊一钱五分　仙半夏一钱五分　茺蔚子三钱

五帖。（《邵氏医案》）

❀【评议】　肝为风木之脏，必得血养风木始能宁谧。今肝血亏虚，木失涵养，是以内风升扰而眩晕，木犯中土，胃失和降，遂使食入欲呕，治法切中肯綮，用药丝丝入扣，可资师法。

❀ 脾湿痰晕案 ❀

祁寿阳相国，予告京居，素有头晕疾，每发则呕逆旋转欲跌。延医数辈，皆以为虚，参、芪之类，久不离口，而病终不去。见天阴则转甚。一日雨后无事，邀余闲谈，并求一诊，见其左寸独虚，右三部俱滑而缓，并见弦象。乃曰：老师劳心过度，脾湿停痰，且时泻时止，身体重困，非燥湿祛痰不可，而古人云治痰不理脾胃，非其治也，非健脾不可。脾健则痰消，痰消则晕止，相因之势也。乃进以香砂六君子加益智、泽泻之类。五服而晕全除矣。继相国邀晚餐，席间告同乡云，头晕属痰，此语未经人道。润园为此语，吾始不信，服其药，竟去宿恙，非深明脉理，何能见及于此。余谢不敏。(《醉花窗医案》)

【评议】 丹溪有云："无痰不作眩"，脾为生痰之源，所谓"善治者治其生痰之源"，故而痰晕之症，当从脾胃着手。本案予香砂六君子加味，与之前徒进参芪相比，既使得补品不至泥而不行，又健脾祛痰切中病机，十分恰当。

营不谐卫头晕案

右（左家桥黄松筠太太） 阴失涵养，营不谐卫，致肝升太过，肺降不及，曾有头晕，骨酸肢麻，气痛痰窒诸恙。刻届属值脏司令，宜慎补下元，尤宜健立中气，以运融之失。中者脾胃也，营卫生成于水谷，转输于脾胃。脾胃强，则卫调阴阳和，恒补之味，足以长血增液，不致有凝之弊，方与本体有裨。

潞党参三两，秋石三分泡汤炒　陈佛手一两　朱天冬一两五钱　上西芪一两，淡蜜水炙　沉香曲三两，去心　桑椹子三两　大熟地四两，春砂末三分拌炒　归身一两五钱　宋半夏三两　制首乌四两　白芍一两五钱　陈皮一两　龟板胶一两五钱，烊化　甘枸杞二两，炒　怀山药三两，炒黄　金毛脊三两，炙　杜仲三两，盐水炒　川断三两，盐水炒　炒香枣仁三两　如法熬膏。(《曹沧洲医案》)

● 【评议】《临证指南医案》有云："肝病既久，脾胃必虚"，故见肝之病，当予治脾，且"风木郁于土宫，营卫二气，未能流畅于经脉"，营卫内应于脾胃，营卫失和亦当从脾胃施治。本案从健立中气着手，正是此理，脾胃足食则营卫和谐，阴阳和平，何患之有！

🌸 冲任亏乏阴不恋阳眩掉案 🌸

右　冲为血海，任主胞胎，产育已多，冲任自乏，由是阴不恋阳，则有眩掉、嘈悸之症；血不养肝，则有腹痛、肠燥之患。但阴亏则火旺，每值春令升泄，深虑肝阳上亢，拟接服丸药，以御病魔，亦上工治病之计也。

西洋参一两，去皮生切　柏子仁一两　金铃子一两，炒　台参须五钱，另煎收膏入　炒香枣仁五钱　沙苑子一两五钱，盐水炒　大生地二两　淡苁蓉一两　乌贼骨一两五钱，炙　清阿胶一两　鳖甲胶一两，收膏入　大麦冬一两　陈皮六钱　制首乌一两　杜仲一两半，盐水炒　丹皮七钱　青盐半夏一两　白芍七钱　如法收膏。（《曹沧洲医案》）

【评议】　本案病妇因多次产育，阴血亏虚，诸恙由生，遣方疗其眩掉、嘈悸等症之余，兼顾调养其阴亏之体，以防春升时节肝阳上亢。《素问·四气调神大论》云："是故圣人不治已病治未病，不治已乱治未乱，此之谓也"，孙思邈亦云："上工治未病之病，中工治欲病之病，下工治已病之病"，本案治病于未发之时，正可谓上工也。

血脱气浮眩晕案

管谷臣太太　眩晕，上升之气自肝而出，肝为刚脏，必得肾水以濡之，血液以养之，血脱气浮，肝木得以独亢，由是头旋、耳鸣、目花，火升之患，坐则心荡，食后不运，脉细软。宜守前法进步。

石决明一两，煅，先煎　橘白一钱　炙鸡金三钱，去垢
杜仲三钱，盐水炒　灵磁石三钱，生，先煎　盐半夏二钱
大腹皮三钱，洗　川断三钱，盐水炒　赤芍三钱　炒香枣仁
一钱五分　资生丸四钱，绢包　藕节五钱　生谷芽五钱，绢包
震灵丹三钱，绢包（《曹沧洲医案》）

🐚【评议】　本案眩晕由血虚肝木失于濡养而致，故予滋阴与潜阳并施，方中震灵丹，一名紫金丹，出自《道藏》，为紫府元君南岳魏夫人方，主治上盛下虚，头目晕眩，心神恍惚，血气衰微之证，且不僭不燥，十分对证。

🌸 眩晕上实下虚案 🌸

倪四六　烦劳则阳气张大，脉来寸急尺缓，为呕逆眩晕，是厥阳变化，内风鼓动，而后上凭诸窍，病不在乎中上。《经》云：上实下虚，为厥巅疾，信斯言也。

熟地四钱　杞子二钱　白蒺藜一钱五分　清阿胶二钱　菊花炭一钱　云茯神二钱　稆豆皮三钱（《也是山人医案》）

🐚【评议】《黄帝内经》曰："阴阳之要，阳密乃固"，烦劳则阳气外张，精气内绝，虚阳失于归藏而

上扰致眩。此劳伤其肾也，案语中云"病不在乎中上"，故予熟地、枸杞子、阿胶等入肾经之品。

育阴潜阳治眩验案

湖北万欣陶之夫人，平时心悸头眩，腰酸腿麻。每发战栗，床皆震动，虽复重衾不暖。温补年余，病势反增，就治于余。诊得六脉沉细，左关带弦。是阴虚于下，阳升于上，灼津耗气；津亏气弱，不能卫外而砥中。非峻补真阴，苦以坚之，介以潜之，断难获效。遂用大生地四钱，明天冬二钱，大麦冬三钱，大白芍钱半，川黄柏一钱，川石斛三钱，败龟板四钱，左牡蛎四钱。进二剂，颇安。即照方连服三十剂，病乃霍然。万氏曰，前进温补阳气而危，今服育阴潜阳而愈。症固奇，而治法更奇。（《孟河费绳甫先生医案》）

❁【评议】《黄帝内经》云："头痛巅疾，下虚上实"，本案眩晕，阴亏于下而阳升于上，此为脏亏气逆上冲之虚眩也。前进温补，助升浮阳，病势反增，当补益真阴，禀厚则虚阳得以归藏。王冰言"壮水之主，以制阳光"，正是此理。

湿扰中阳昏晕案

陈　据述前病甚危险，幸得前医心灵手巧，对症用药，虽重而转轻矣。今诊右脉浮弱，左脉浮大坚强，舌苔厚腻，略兼黄燥，或时有痰，稍觉昏晕，头项强痛，手足亦然，白睛红而身稍热。原属湿扰中阳，风生经络，未免土弱而木强矣。治宜调中化湿，平肝祛风，佐以舒筋化痰，列方于下。

杭菊花一钱半　石决明六钱　双钩丁一钱半　连皮苓二钱　明天麻一钱半　丝瓜络一钱半　川贝母一钱半　白蔻花一钱　生谷芽二钱　淡芦根二钱　川通草一钱　鲜桑叶五幅（《阮氏医案》）

❀【评议】"土弱而木强"，是指脾失健而肝横逆。脾失健则痰湿内生而见舌苔厚腻，时有痰嗽；肝横逆则风木升动而见昏晕，头项强痛，白睛红。故以调中化湿，平肝祛风为法，裁方用药能紧扣病机，奏效可期。

肝肾阴虚头目眩晕案

李　肝肾阴虚，少阳风火上升，头目眩晕，腮颊肿痛，当从本经主治。

杭菊花_{钱半}　蔓荆子_{一钱}　黑元参_{钱半}　生甘草_{六分}
明天麻_{一钱}　女贞子_{三钱}　西洋参_{八分}　苏荷叶_{六分}　生
白芍_{钱半}　石决明_{三钱}（《阮氏医案》）

❁【评议】　头目眩晕，是由阴虚风动所为，腮颊
肿痛，乃少阳风火上扰使然。故治法以滋阴息风、凉
肝清火为主。不用普济消毒饮者，因其"发颐"非外
感热毒所致也。

❁ 内风夹湿上攻头旋案 ❁

陈　内风挟湿上攻，蒙闭清阳，至头旋眼黑，如
天摇地动之状，脉左弦右涩，舌苔白滑。《经》云：
诸风眩掉，皆属肝木。主以扶土抑肝法。

晒冬术_{钱半}　广陈皮_{一钱}　白茯苓_{二钱}　明天麻_{钱半}
南京术_{钱半}　水法夏_{二钱}　紫川朴_{八分}　薏苡仁_{三钱}　炙
甘草_{八分}（《阮氏医案》）

❁【评议】　析其处方，乃二陈、平胃合化，鄙意
选用半夏白术天麻汤，似更合适。

❁ 上实下虚头目眩晕案 ❁

僧　肾阴亏乏，肝阳上越，未免上实下虚，故头

目眩晕，耳鸣窍闭，渐至失聪矣。主以补肾纳气，兼开窍法。

大熟地_{四钱} 远志筒_{钱半} 灵磁石_{三钱} 山萸肉_{三钱} 白茯神_{三钱} 金锁阳_{三钱} 怀牛膝_{三钱} 明天麻_{钱半} 薏苡仁_{四钱} 北五味_{八分} 九节蒲_{八分}（《阮氏医案》）

❀【评议】 方用耳聋左慈丸化裁，正合病机。唯方中薏苡仁一味，用之何意，不得而知。九节蒲（石菖蒲）功能开窍通闭，用之甚妙。治疗耳鸣失聪，古方耳聋左慈丸、益气聪明汤最为常用，前者适应于肾虚为主，后者宜于气虚之证。

❀ 阴寒上逆眩晕案 ❀

郑 中阳衰弱，阴寒上逆，痰湿蒙闭清阳，致成眩晕之症。

炮均姜_{钱半} 焦冬术_{三钱} 姜半夏_{二钱} 明天麻_{钱半} 淡附片_{钱半} 南京术_{三钱} 广陈皮_{钱半} 炒米仁_{四钱} 灵磁石_{三钱} 白茯神_{三钱} 炙甘草_{一钱}（《阮氏医案》）

❀【评议】 脾虚运化失健，聚湿生痰，痰湿上干清空之地，眩晕由是而作。方用半夏天麻白术汤合二陈汤加减，功在化痰祛湿，附片配炮姜，温阳之效甚著。灵磁石一味，重镇止眩力胜。诸药配伍，共奏温补中阳，化痰祛湿之功，俾痰湿消弭，不致上僭，眩晕自止矣。

🎋 湿食阻滞头目眩晕案 🎋

阮　诊脉涩滞，舌苔厚腻微黄，系湿食阻滞中宫。每至巳刻浊邪上干，蒙闭清阳，是故蓦然头目眩晕，欲作昏仆之象，待汗出之后，稍觉清爽，饮食无味，兼之夜卧不安。拟以醒脾化湿，兼消食法。

水法夏_{钱半}　白茯苓_{三钱}　炒谷芽_{三钱}　明天麻_{钱半}　广藿香_{钱半}　紫绍朴_{八分}　沉香曲_{二粒}　薏苡仁_{三钱}　南京术_{钱半}　白蔻仁_{八分}　炙甘草_{八分}（《阮氏医案》）

🔘【评议】　本例"湿食阻滞中宫"是病理症结所在，脉涩，苔厚腻是其验也。故治拟醒脾化湿，兼消食滞，处方用药切中肯綮，宜乎奏绩。

🎋 冲阳上逆抽掣眩晕案 🎋

阮　奇脉内损，冲阳上逆，每致心下触动，或上攻头角抽掣眩晕。兼之经期错乱，腰酸腹痛，营卫不和，寒热往来。拟用调经和解，佐以镇逆平肝。

紫石英_{三钱}　杭菊花_{一钱}　春砂仁_{八分}　苏薄荷_{六分}

全当归二钱　白芍药二钱　玫瑰花六朵　西琥珀六分　明天麻一钱　白茯神二钱　软柴胡八分　炙甘草六分（《阮氏医案》）

❀【评议】　观其处方用药，为逍遥散化裁，重在解郁调经，镇逆平肝，以此推测，其病因病机与情志不舒，肝气郁结不无关系。其病变重心当在于肝，"妇人以肝为先天"，此之谓也。

❀ 感冒寒邪痰多眩晕案 ❀

戴　感冒寒邪，痰多眩晕，拟以温胆汤加味治之。

篁竹茹钱半　白方苓二钱　紫苏梗一钱　苦杏仁钱半炒枳实六分　广陈皮一钱　水法夏钱半　炙甘草八分　明天麻钱半　生米仁三钱（《阮氏医案》）

❀【评议】　温胆汤乃治痰饮眩晕之良方；配合杏苏散祛散寒邪，两方加减投之，正合病因病机。

❀ 阴寒上逆痰蒙清阳眩晕案 ❀

陈　中阳衰弱，阴寒上逆，痰湿蒙闭清阳，致成眩晕之症。

139

炒处术二钱　广陈皮钱半　淡附片钱半　炒米仁三钱 汉苍术二钱　白茯神三钱　炮均姜钱半　灵磁石三钱　姜 半夏二钱　炙甘草八分　明天麻钱半（《阮氏医案》）

❀【评议】　痰湿蒙闭清阳而致眩晕，东垣半夏白 术天麻汤正为此而设。本例即用本方化裁，最得 其宜。

附 论 文

🐚 高血压病治法集粹 🐚

高血压病是一种常见的心血管疾病，主要由于高级神经中枢调节血压功能紊乱所引起，临床以头痛、头晕、失眠、心悸、胸闷、烦躁和容易疲乏为主要症状，严重时可发生心、脑、肾功能障碍。本病属中医"眩晕""肝阳""肝风"等病证范畴。

中医在长期的临床实践中，对本病的治疗积累了丰富的经验。在治疗方法上，除了药物治疗以外，还有一些很具特色的非药物疗法，包括针灸、导引和其他物理疗法。与西医西药比较，中医既有长处又有短处，特别是在改善症状，保护心脑肾等重要脏器和增强体质等方面，中医发挥了重要作用，因而受到了欢迎和重视。

一、辨证论治述要

高血压病中医在辨证分型方面，有以阴阳分型的，有以脏腑分型的，有以虚实分型的等，目前尚未取得一致意见，一般可分为以下几种类型：

1. 肝火亢盛型

证见形体俱实，头痛头晕，面红目赤，口干而苦，烦躁易怒，溲黄便结，舌红苔黄，脉弦劲有力或弦数。治宜清肝泻火为主。方用龙胆泻肝汤加减。常用药物龙胆草、夏枯草、石决明、焦山栀、黄芩、当归、生地、泽泻、杭白菊、槐米、地龙之类。

2. 肝阳上亢型

证见眩晕耳鸣，头痛且胀，遇劳或恼怒时加重，急躁易怒，失眠多梦，或面红目赤，口苦，舌质红、苔黄，脉弦滑。治宜平肝潜阳。方用天麻钩藤饮加减。常用药物天麻、钩藤、石决明、焦山栀、益母草、怀牛膝、桑寄生、夏枯草、夜交藤、黄芩之类。

3. 痰浊上蒙型

证见头重如裹，视物旋转，胸闷恶心，呕吐痰涎，苔白腻，脉弦滑。治宜化痰降浊。方用温胆汤加味。常用药物姜竹茹、姜半夏、陈皮、茯苓、炒枳实、丹参、钩藤、天麻、白术、甘草、大枣之类。

4. 肝肾阴虚型

证见眩晕久发不已，视力减退，少寐健忘，心悸心烦，口干，耳鸣，神倦乏力，遗精，腰酸膝软，舌红苔薄，或舌红少苔，脉细数或弦细。治宜补益肝肾，育阴潜阳。方用杞菊地黄汤加减。常用药物钩藤、白蒺藜、熟地、茯苓、杭白芍、山药、枸杞子、怀牛膝、玄参、丹皮、泽泻、白菊花之类。

二、单方验方选介

1. 清热降压颗粒

【组方】黄连 12 克，钩藤 45 克，葛根 30 克，菊花 12 克，泽泻 30 克。

按照生药的剂量比例包装无糖免煎颗粒，每次 1 袋（相当于生药材 43 克），每日 3 次。

【功用】清肝宁心泻火。适用于青壮年高血压肝火上炎证。

【疗效】共治疗 64 例，结果降压疗效：显效 30 例（46.9%），有效 24 例（37.5%），无效 10 例（15.6%），总有效率 84.4%；症状疗效：显效 26 例（40.6%），有效 30 例（46.9%），无效 8 例（12.5%），总有效率 87.5%。

【出处】李运伦. 中医杂志，2008，49（4）：326

2. 加味杞菊地黄汤

【组方】枸杞 15 克，熟地黄 15 克，白菊花 10 克，怀山药 15 克，山茱萸 12 克，丹皮 10 克，茯苓

10 克，泽泻 10 克，生龙骨 15 克，生牡蛎 15 克，决明子 10 克，山楂 15 克。

每日 1 剂，水煎分 2 次温服。

【功用】滋阴潜阳，消食祛瘀。适用于原发性高血压病。

【疗效】共治疗 60 例，结果降压效果：显效 27 例，占 45%；有效 23 例，占 38.33%；无效 10 例，占 16.67%；症状疗效：显效 29 例，占 48.33%；有效 23 例，占 38.33%；无效 8 例，占 13.33%，总有效率 86.67%。

【出处】罗德海. 中国中医急症，2008，17（3）：296

3. 天麻汤

【组方】钩藤 20 克，天麻 20 克，罗布麻 15 克，丹皮 15 克，黄芪 20 克，夏枯草 20 克，菊花 20 克，牛膝 30 克，杜仲 15 克，枸杞子 15 克，石决明 30 克。

每日 1 剂，分 2 次服用。10 天为 1 疗程。

【功用】平肝息风补肾。适用于高血压病肝火亢盛型。

【加减】若伴痰饮者，并见头重胸闷，呕吐痰涎，加茯苓 20 克，半夏、白术各 20 克；伴瘀血者，并见面唇紫黯，舌有瘀点，脉涩，加桃仁、红花、川芎、赤芍各 15 克；伴气血亏虚，并见头晕遇劳则发，面白神疲乏力，心悸少寐等，加黄芪 40 克，熟地 20 克，党参、白术各 20 克，枣仁、远志各 15 克。

【疗效】共治疗 95 例，结果显效 33 例，有效 46 例，无效 16 例。总有效率 85.3%。

【出处】李革. 实用中医内科杂志，2007，21（3）：38

4. 蜈蚣息风汤

【组方】蜈蚣 3~10 条，全蝎 4~10 克，僵蚕 6~10 克，黄芪 30~60 克，赤芍 9~15 克，乳香 6~9 克。

水煎，每日 1 剂，早晚分 2 次温服。

【功用】息风通络。适用于Ⅰ、Ⅱ期高血压病。

【加减】如肝阳上亢型加石决明、怀牛膝、黄芩、栀子、夏枯草、丹皮等以平肝潜阳息风；如肝肾阴虚型加熟地黄、山茱萸、白芍、龟板、女贞子、旱莲草等以滋补肝肾息风；如痰浊内阻型加陈皮、半夏、胆南星、石菖蒲等以涤痰息风。

【疗效】共治疗 50 例，结果显效 30 例，占 60%；有效 17 例，占 34%；无效 3 例，占 6%。总有效率 94%。

【出处】陈金鹏. 福建中医药，2008，39（6）：7

5. 加味八珍汤

【组方】熟地、当归、白芍、川芎、白术、天麻

各 10 克，党参、泽泻各 20 克，茯苓 15 克，炙甘草
6 克。

每日 1 剂，水煎制成 150 毫升煎剂 2 袋，每次 1
袋，每日 2 次温服。

【功用】补气养血，健运脾胃，平肝息风，祛痰
止眩。适用于高血压病气血亏虚型。

【疗效】共治疗 60 例，结果治愈 15 例，好转 41
例，无效 4 例。总有效率 92%。

【出处】王巧凡. 陕西中医，2008，29（2）：163

6. 调脂降压汤

【组方】女贞子、钩藤（后下）各 20 克，炒莱菔
子、生牡蛎各 30 克，怀牛膝、桑寄生各 12 克，仙灵
脾、泽泻、生山楂各 10 克。

水煎服，每日 1 剂，分 2 次服。

【功用】滋阴潜阳，平肝息风。适用于原发性高
血压。

【加减】肝火亢盛型加龙胆草 15 克，山栀、黄芩
各 10 克，以清肝泻火，平肝潜阳；阴虚阳亢型加龟
板、菊花各 10 克，石决明 30 克，以育阴补肾而潜
阳；阴阳两虚型加炮附子 10 克，肉苁蓉、枸杞子各
12 克，以滋阴壮阳；痰湿壅盛型加黄芪 40 克，半夏、
天麻、茯苓各 10 克，以益气化痰祛湿。

【疗效】共治疗 108 例，结果降压疗效：显效 57
例，占 54. 81%；有效 35 例，占 33. 65%；无效 12
例，占 11. 52%。总有效率 88. 46%。症状改善疗效：
显效 64 例，占 59. 26%；有效 39 例，占 36. 11%；无
效 5 例，占 4. 63%。总有效率 95. 37%。

【出处】王光月. 北京中医，1999，（3）：31

7. 补肾活血降压汤

【组方】首乌、女贞子、淫羊藿、丹参各 20～30
克，黄芪 30～45 克，川芎、赤芍、怀牛膝各 10～
20 克。

每日 1 剂，文火水煎取汁，分 3 次服用，30 天为
1 疗程。

【功用】补肾填精，活血化瘀，降压。适用于老
年性高血压病。

【加减】肝肾阴虚者去川芎，加熟地、枸杞各 20
克，当归 12 克，炒桃仁 10 克；肝阳上亢者去川芎，
加钩藤 20 克，生龙牡、炒枣仁各 30 克；兼有痰浊者
加天麻 10 克，半夏、菖蒲、泽泻各 12 克；血脂偏高
者加生山楂、泽泻、海藻各 15 克；伴有脑血栓者加
桃仁、红花、全蝎各 10 克，三七粉（冲）2 克；糖
尿病者加葛根、山药各 30 克，天花粉、生地各
20 克。

【疗效】共治疗 156 例，结果显效 58 例，有效 98 例。总有效率 100%。且查血流变、心电图、血脂、眼底检查均比治疗前有明显的改善。

【出处】马国教，等.陕西中医，1997，18（3）：106

8. 丹黄降氮汤

【组方】丹参 30 克，生大黄 6～12 克，菊花 15 克，玄参 20 克，焦山楂 20 克，生牡蛎 30 克。

水煎服，日 1 剂，分 3 次，餐前 1 小时口服。

【功用】活血化瘀，平肝息风。适用于高血压病早期肾功能损害。

【加减】肝气郁滞，可加郁金、香附；肝郁化热，可加黄芩、牡丹皮；肝火上炎，可加重大黄用量或加龙胆草；肝阴不足，可加生地黄、白芍；阴虚阳亢，可加龟甲、赭石；肝阳化风，可加钩藤、天麻；痰湿重者加陈皮、半夏；瘀血重者，加当归、赤芍、桃仁、红花；偏阳虚者，可加杜仲、肉桂等。

【疗效】共治疗 25 例，结果显效 14 例，有效 8 例，无效 3 例。总有效率 88%。

【出处】张晓斌，等.山东中医杂志，2008，27（4）：234

9. 活血通络汤

【组方】当归 10 克，川芎 10 克，赤白芍各 10

克，桃仁 10 克，红花 6 克，川牛膝 10 克，三七 3 克，大黄 3 克，菊花 15 克，虎杖 12 克，山楂 30 克，丹参 15 克，石决明 15 克。

每日 1 剂，水煎 2 服，8 周为 1 疗程。

【功用】活血化瘀，通络解毒。适用于 Ⅰ 、Ⅱ 期高血压病。

【加减】头目眩晕者加天麻、钩藤；肠燥便秘者加火麻仁；肝火亢盛者加龙胆草、夏枯草、玉米须。

【疗效】共治疗 46 例，结果显效 26 例，有效 14 例，无效 6 例。总有效率为 86.95%。舒张压下降 10mmHg 37 例，下降 15～20mmHg 3 例；收缩压下降 30mmHg 以上者 20 例。

【出处】刘勤，等. 江西中医药，2007，38 （12）：51

10. 半夏白术天麻汤

【组方】半夏 12 克，白术 12 克，天麻 6 克，陈皮 9 克，茯苓 12 克，竹茹 9 克，砂仁 3 克，甘草 6 克，生姜 3 克，大枣 5 枚。

每日 1 剂，水煎 400 毫升，分 2 次温服。同时服用硝苯地平缓释片 10 毫克，每日 2 次。

【功用】健脾祛湿化痰。适用于高血压病痰湿壅盛型。

【疗效】共治疗 51 例，结果降压效果：显效 34 例，占 66.7%；有效 11 例，占 21.6%；无效 6 例，占 11.7%。总有效率 88.3%。中医症候改善：显效 35 例，占 68.6%；有效 12 例，占 23.5%；无效 4 例，占 7.8%。总有效率 92.2%。

【出 处】周红梅. 北京中医药，2008，27（5）：363

11. 加味牛膝汤加减

【组方】川牛膝 20 克，牡丹皮 15 克，桃仁 15 克，车前子 10 克，当归、川芎各 15 克，生龙骨、生牡蛎各 15 克。

每日 1 剂，水煎取汁 300 毫升，早中晚分服。

【功用】滋养肝肾，平肝潜阳，活血化瘀。适用于原发性轻中度高血压病。

【加减】面赤、易怒酌加栀子、钩藤、菊花；失眠酌加夜交藤、酸枣仁；头晕酌加天麻、石决明；心慌、气短酌加黄芪、太子参。

【疗效】共治疗 151 例，具有明显的临床疗效，其中轻度者 61 例，结果痊愈 16 例，显效 22 例，有效 17 例，无效 6 例。显愈率 62.3%，总有效率 90.16%。中度者 90 例，结果痊愈 13 例，显效 38 例，有效 31 例，无效 8 例。显愈率 56.66%，总有效率 91.11%。

【出处】启明. 吉林中医药，2008，28（6）：418

12. 镇肝熄风化痰祛瘀汤（方名系编者所加）

【组方】法半夏 10 克，白术 10 克，天麻 10 克，白芍 10 克，赤芍 10 克，夏枯草 10 克，玄参 10 克，龟板 20 克，竹茹 10 克，丹参 10 克，田七 5 克，钩藤 3 克，全蝎 3 克，胆南星 10 克。

每日 1 剂，水煎取汁分 2 次口服。

【功用】健脾，养阴，化痰，息风，活血，祛瘀。适用于原发性高血压病。

【疗效】共治疗 120 例，结果显效 90 例，占 75%；有效 25 例，占 20.83%；无效 5 例，占 4.17%。总有效 115 例，有效率 95.83%。

【出处】邓斌. 中国中医急症，2008，17（5）：594

三、外治方药举隅

1. 贴足疗法

【组方】吴茱萸、川芎、牛膝各等分，混合研末，密贮备用。

治疗时，先用温水洗净足底部。取药粉若干并加入适量白酒及米醋和匀，然后每穴选用 5~10 克，上盖医用胶布固定。3 天换药 1 次，若药粉脱落或干燥，可随时换药。1 个月为 1 疗程。取穴：肝区、胆区、肾区、肾上腺区、头区等穴。每次选穴 2~4 个，灵活配穴。

【功用】调节阴阳平衡，协调脏腑功能。适用于 Ⅰ～Ⅲ期高血压病。

【加减】若有心悸、胸闷等加配心区；眼胀选配眼区；多尿选配膀胱区。

【疗效】共治疗 136 例，其中 Ⅰ期高血压 38 例，显效 23 例，有效 15 例，无效 0 例；Ⅱ期高血压 80 例，显效 48 例，有效 28 例，无效 4 例；Ⅲ期高血压 18 例，显效 2 例，有效 10 例，无效 6 例。总有效率 92%。

【出处】黎健. 陕西中医，1999，20（3）：130

2. 速效降压搽剂

【组方】荆芥、防风、全蝎、天麻、丹参、生龙骨、生牡蛎、牛膝各 50 克，白芷、女贞子、旱莲草各 30 克，白僵蚕、地龙各 10 克，钩藤、珍珠母、冰片各 20 克，蜈蚣 30 条，麝香 3 克。

将上述药物拣净滤去杂质切碎后，放入一密闭容器中（除麝香、钩藤、冰片外），然后加入白酒 2.5 千克，盖上容器密闭，夏天温度在 25℃以上 1 个月后加入麝香、钩藤、冰片，冬天温度在 10℃以下时须文火加热20分钟左右再存放3个月加入麝香、冰片和钩藤，加入上述3味中药后，再密闭10天即可启封使用，每次使用前打开容器，使用完后立即再密封上容器，以保证药效。每次使用时将药液涂搽于额部、两侧太阳穴，或配以风池穴，或配以涌泉穴。每日使用2~4次，2周为1个疗程。

【功用】平肝潜阳，滋阴补肾，通络息风。适用于不同中医证型高血压病。

【疗效】共治疗200例，经治疗后显效者98例，有效者93例，无效者9例。总有效率95.5%。

【出处】殷鑫. 陕西中医，1998，19（9）：400

3. 贴必灵

【组方】以肉桂为主，配以牛膝、桑寄生、天麻、灵芝等而成。

每张药膏直径约3厘米。使用本药膏前，停用其他可以影响血压变化的中西药物1周。嘱患者每晚洗足后贴双足涌泉穴上，24小时更换1次。1个月为1疗程，根据病情需要，最多使用3个疗程。

【功用】平肝益肾，育阴潜阳，引火归原，养心安神。适用于高血压病。

【疗效】共治疗24例，结果症状疗效：显效14例，有效8例，无效2例。总有效率91.7%。降压疗效：显效 12 例，有效 9 例，无效 3 例。总有效率 87.5%。

【出处】严清，等. 陕西中医，1997，18（11）：511

4. 吴茱萸粉贴敷足心法

【组方】吴茱萸粉 10 克。

上药加适量醋调成糊状，敷于涌泉穴，每日睡前敷上，晨起去之。15 天为 1 个疗程。

【功用】滋阴降火。适用于Ⅰ、Ⅱ期高血压病。

【疗效】共治疗 36 例，结果显效 8 例，占 22.29%；有效 18 例，占 50%；无效 10 例，占 27.8%。总有效率 72%。本法能明显改善高血压病患者临床症状，改善率：头痛 81.6%，头晕 84.2%，面红 81.3%，乏力 76.8%，口干 73.8%。

【出处】吴学苏，等. 南京中医药大学学报，1998，14（3）：187

5. 吴茱萸粉敷脐法

【组方】将吴茱萸研细末，过筛，每晚临睡前取 10 克~20 克用醋调，纳入脐中，上盖用麝香虎骨膏固定，3 天换敷 1 次，1 月为 1 疗程。

【功用】平肝降火，疏通经脉，调理气血。适用于高血压病。

【疗效】60 例中临床治愈 42 例，占 70%；有效

14 例，占 23.33%；无效 4 例，占 6.67%。总有效率 93.33%。

【出处】商翠莲，等. 中医外治杂志，2003，12（2）：44

四、其他特色疗法选录

1. 针刺疗法

【选穴】双侧风池穴。

【操作】采用单纯针刺治疗的方法。常规消毒后，用指切法进针，针尖向鼻尖斜刺，深度 0.8 寸~1.0寸。手法采用提插捻转法，中度刺激，每次留针 30分钟，每隔 10 分钟捻针 1 次。

【功用】平肝潜阳，健脑宁神，清利头目。适用于原发性高血压。

【疗效】共治疗 30 例，结果降压显效 15 例，占 50%；有效 12 例，占 40%；无效 3 例，占 10%。总有效 27 例，有效率占 90%。

【出处】黄晋芬，等. 中西医结合心脑血管病杂志，2007，5（11）：1130

2. 项针疗法

【选穴】风府、上天柱（天柱穴上 0.5 寸）、风池和安眠。肝阳上亢型配太冲穴，肝肾阴虚型配太溪穴，痰湿内阻型配丰隆穴。

【操作】风府、上天柱穴直刺约 1.2 寸，用平补平泻法；风池穴向鼻尖方向直刺约 1.0~1.3 寸，用捻转泻法；安眠穴直刺约 1.3 寸，用平补平泻法；太冲、丰隆穴用泻法；太溪穴用补法。在肢体两侧同一穴位上施行补泻时，用双手左右对称操作。留针 30 分钟，其间运针 2 分钟，隔日针刺 1 次，5 星期为 1 个疗程。

【功用】补虚泻实。适用于Ⅱ、Ⅲ期高血压病。

【疗效】共治疗 30 例，结果显效 15 例（占 50.00%），有效 12 例（占 40.00%），无效 3 例（10.00%）。有效率为 90.00%。

【出处】殷之放，等. 上海针灸杂志，2002，21（5）：10

3. 瘢痕灸疗法

【选穴】双侧足三里穴。

【操作】穴处皮肤局麻后用自制底直径为 0.5 厘米的锥形艾炷直接置于穴位上，点燃后待其自烬。艾灸以穴位处皮肤有灼伤为度，灸 2~4 壮，擦净艾炷灰烬，胶布密封，2 天后清除灸疮处的皮肤，再次敷以胶布促其化脓，3~4 天后即可清疮除脓。局部消毒处理后，形成一直径为 0.8~1 厘米、深为 0.2~0.3 厘米的灸疮，待其自行干燥结痂。约两个月结痂脱落，形成瘢痕。此间不定期测量血压。

【功用】祛湿化痰，调和气血，平衡阴阳。适用于原发性高血压病。

【疗效】共治疗178例，显效66例，占37.08%；有效91例，占51.12%；无效21例，占11.80%。总有效率为88.20%。

【出处】王国明，等. 中国中医药信息杂志，2006，13（1）：55

4. 三刺两罐疗法

【选穴】耳尖、大椎、至阳穴。

【操作】患者取坐位，将耳廓揉搓充血后向面部叠倒，用注射器9号针头刺破耳尖、耳背静脉处，用酒精棉球轻按针孔出1~2毫升血液，用干棉球压住针孔；在大椎穴处常规消毒后，用9号针头在局部点刺3~5下后拔罐，留罐5分钟后起罐；至阳穴常规消毒，用9号针头刺入穴位，待有针感后出针，再在局部拔罐，留罐5分钟后起罐。前额痛或偏头痛均可在局部刺络拔罐，治疗15分钟测血压并记录。

【功用】平肝潜阳息风，醒脑开窍启闭，祛湿化痰降浊，活血化瘀通络。适用于原发性高血压病。

【疗效】共治疗405例，Ⅰ期130例，显效88例，

有效 39 例，无效 3 例，总有效率 97.7%；Ⅱ期 173
例，显效 71 例，有效 94 例，无效 8 例，总有效率
95.38%；Ⅲ期 102 例，显效 15 例，有效 70 例，无效
17 例，总有效率 83.33%。

【出处】张文军，等. 中国临床康复，2002，6
（3）：435

5. 针刺太冲穴疗法

【选穴】双侧太冲穴。

【操作】针刺双侧太冲穴（足背，第一、二跖骨
结合部之前凹陷中，针具选用 28 号 1 次性无菌针灸
针）。碘伏消毒后快速进针，向涌泉穴方向斜刺（与
皮肤成 45 度角）0.5~0.8 寸后行中强刺激。泻法为
主，施捻转加震手法，激发感传向近心端放散，待得
气后留针 20 分钟，每 5~10 分钟捻针 1 次。如出现局
部感染或晕针等予对症处理。每天 1 次，连续针刺
7 天。

【功用】平潜肝阳，滋补肝肾。适用于肝阳上亢
型高血压病。

【疗效】连续针刺太冲 1 周，以治疗前后动态血
压（ABPM）为主要评价指标与卡托普利治疗比较，
差异均无显著性意义（$P>0.05$），表明针刺太冲穴短
期降压疗效与卡托普利相当。而在改善头晕、头痛等

患者主观症状方面优于卡托普利组，差异有非常显著性意义（$P<0.05$）。

【出处】王侠，等. 新中医，2007，39（11）：21

6. 耳穴降压沟电脉冲刺激疗法

【选穴】耳背降压沟穴。

【操作】用华佗自动降压仪经皮电刺激，持续20~30分钟，仪器选用的参数分别为50、75、100Hz不等，刺激强度在8~15V之间，需根据患者耐受能力调至适宜值。每次治疗后休息10分钟再测量血压。

【功用】适用于Ⅰ~Ⅲ期高血压病。

【疗效】共治疗129例，结果显效44例，有效73例，无效12例。总有效率达90.70%。

【出处】高昕妍，等. 中国针灸，2005，25（7）：474

7. 耳尖放血疗法

【选穴】耳尖。

【操作】先用手指按摩耳廓使其充血，取患者单侧耳轮顶端的耳尖穴，经碘酊和酒精消毒后，左手固定耳廓，右手持一次性采血针对准施术部位迅速刺入约1~2毫米深，随即出针，轻按针孔周围，使其自然出血，然后用消毒干棉球按压针孔。双耳交替放血。临床上刺血治病的出血量，一般根据病情、体质而定。大概每侧穴位放血5~10滴，每滴如黄豆般大小。

1 周治疗 3 次，12 次（1 个月）为 1 疗程。

【功用】清热解毒，镇静止痛，消坚散结，降血压。适用于高血压病肝阳上亢证。

【疗效】共治疗 30 例，治疗 4 周后，能不同程度地改善高血压病肝阳上亢证病人的主要症状。

【出处】陈华德，等. 中国针灸，2004，24（4）：229

8. 穴位埋线法

【选穴】主穴：百会、风池、内关、三阴交。配穴：肝肾阴虚、肝阳上亢者加太冲、太溪、肝俞、肾俞；阴阳两虚加气海、关元；痰湿内阻加足三里、丰隆。

【操作】将 3/0 号医用羊肠线剪成约 2 厘米长的小段，浸泡于 75% 酒精中备用。将经高压消毒过的 9 号穿刺用针的针芯抽出 3 厘米左右，把一段羊肠线置入穿刺针管内，在选定的穴位上作常规消毒，左手捏起穴位表皮，右手持针快速刺入皮下，循经进针到肌肉层，然后把针芯推入，将肠线植入穴位内，缓慢退出针头，按压针孔。每隔 15 天治疗 1 次。

【功用】平肝降逆，安神止晕。适用于原发性缓进型高血压病。

【疗效】共治疗 100 例，显效 54 例，有效 38 例，无效 8 例。

【出处】郑沛仪. 广州中医药大学学报，1998，
15（2）：114

五、中医药治疗的优势

中医虽无"高血压病"的病名，但根据其临床
表现，可从"肝风""头痛""头晕""肝阳"等病
证中找到治法和方药，应用于高血压病，获效多多。
中医治疗高血压病有其自身特色和优势，归纳起来，
主要有以下几点：一是中医的辨证论治方法，能针
对本病的不同病因、不同证型，予以个体化治疗，
因其采用复方，具有整体调节和多靶点干预的作用，
降压虽不及西药迅速，但平稳持久，改善症状明显；
二是中医药能保护心、脑、肾等重要脏器，研究表
明其对某些受损器官有逆转作用，并能防治并发症，
特别是预防、减少和延缓心衰、肾衰等方面发挥了
一定效果；三是中药与西药配合，扬长避短，优势
互补，既能发挥西药降压作用显著的优点，又能吸
取中药毒副作用小，长远的防治效果较好的长处，
两者结合应用，又可相应减轻西药的剂量，从而达
到见效快、疗效高、副作用小的目的；四是中医对
本病除药物治疗外，其他一些特色疗法如针灸、导

引、理疗等亦可收到较好效果，显示出治疗方法的多样性，机动灵活。

六、小结与展望

古往今来中医对肝风、肝阳、头痛、眩晕及现代所说的高血压病，治法方药多多，特别是近二十年来在临床观察的同时，开展了大量的实验研究，发现不少复方和单味中药如天麻钩藤饮以及钩藤、天麻、葛根、夏枯草、黄芩、半枝莲、杜仲、蚤休、玉米须、川芎等等，有一定抑制血管运动中枢，降低血管紧张素水平，抑制血管平滑肌收缩和利尿等作用，其中一些药物和复方更有多靶点、多层次、多环节的治疗作用，从而收到了降压、改善症状和防治心、脑、肾脏器受损的效果，其优越性已如前述。毋庸讳言，中药在降压的力度和强度上尚不及西药，对于血压过高的患者，难以获得较强降压效果，因此今后中医药的研究重点似应放在积极发掘与研究具有高效、速效、长效和副作用小的方药上。同时还应进一步开展中西医结合，扬长避短，优势互补，走出一条富有中国特色的治疗高血压病的成熟路子。

颈椎病治法集粹

颈椎病是骨伤科最常见的疾病之一，多发于长期伏案和颈项强迫性体位工作者，如脑力劳动者、电脑操作员、打字员、汽车司机等，且患者有愈来愈年轻化的趋势。本病西医根据其病理改变和临床表现，一般分为神经根型、脊髓型、椎动脉型、交感神经型和混合型，临床以神经根型最为多见。其主要症状是颈肩痛、头痛、眩晕（常发生于体位突然改变），行走摇晃，甚则猝然晕倒，或四肢瘫痪，有些患者可兼见心悸，心慌，出汗异常等症状。

本病属中医"眩晕""痹证""头痛""瘫痪"等病证范畴，临床治法以祛风胜湿、舒筋通络、活血祛瘀、补肾壮骨等为主，可采取中药、针灸、推拿、小针刀等各种疗法，或进行综合治疗，效果较好。

一、辨证论治述要

临床上根据本病的病变部位、范围以及受压组织不同而出现的不同症状，一般将其分为以下几种证型：

1. 风寒湿邪侵袭型

证见颈、肩、上肢窜痛麻木，以痛为主，头有眩晕沉重感，颈部僵硬，活动不利，恶寒畏风，舌淡红，苔薄白，脉弦紧。治宜温阳益气通络。方用黄芪桂枝五物汤加减。常用药物黄芪、川断、葛根、当归、赤白芍、桂枝、制川乌、乌梢蛇、红花之类。

2. 气滞血瘀型

证见颈肩部、上肢刺痛，痛处固定，伴有眩晕肢体麻木，舌质黯，脉弦涩。治宜活血化瘀，舒筋活络。方用舒筋活血汤加减。常用药物当归、赤芍、片姜黄、松节、海桐皮、落得打、路路通、独活、羌活、防风、伸筋草、续断之类。

3. 痰湿阻络型

证见头晕目眩，头重如裹，四肢麻木，纳呆，苔厚腻，脉弦滑。治宜化痰利湿，舒筋通络。方用温胆汤加减。常用药物半夏、竹茹、枳实、茯苓、葛根、伸筋草、橘皮、生姜、甘草之类。

4. 肝肾不足型

证见眩晕头痛，耳鸣耳聋，失眠多梦，肢体麻木，腰酸腿软，足膝无力，舌红或淡红，脉弦细。治宜滋补肝肾，强筋壮骨。方用独活寄生汤合杞菊地黄丸加减。常用药物独活、防风、细辛、秦艽、桑寄生、枸杞、菊花、萸肉、川断、杜仲、熟地、牛膝、玄胡、天麻、钩藤之类。

5. 气血亏虚型

证见颈肩部疼痛，头晕目眩，面色苍白，心悸气短，四肢麻木，倦怠乏力，舌淡苔少，脉细弱。治宜益气养血，舒筋通络。方用归脾汤加味。常用药物党参、白术、当归、黄芪、枣仁、茯苓、伸筋草、防风、桂枝、木香、远志、炙甘草之类。

二、单方验方选介

1. 葛根解颈汤

【组方】葛根30克，骨碎补30克，杜仲15克，狗脊15克，地龙10克，续断15克，川芎10克，鸡血藤20克，香附10克，五加皮10克。

每剂头煎加水400毫升，煎30分钟，取汁200毫升，二煎加水300毫升，煎25分钟，取汁100毫升，两煎混合，每日1剂，分上午、下午服。三煎加水1000毫升，煎50分钟，用纱布滤出药液，湿温敷颈部，每日1次，每次30分钟。15天为1疗程。

【功用】补益肝肾，理气活血，通络止痛。适用于颈椎病。

【疗效】治疗颈椎病神经根型66例，其中治愈30例，显效25例，有效8例，无效3例；脊髓型2例，结果显效1例，有效1例；椎动脉缺血型30例，结果治愈 13 例，显效 12 例，有效 4 例，无效 1 例；交感神经型 14 例，结果治愈 5 例，显效 6 例，有效 2 例，无效 1 例；混合型 8 例，结果治愈 3 例，显效 2 例，有效 2 例，无效 1 例。总有效率 94.4%，无效率 5.4%。

【出处】苏建斌. 中医药导报，2005，11（4）：44

2. 桂枝加葛根汤加味

【组方】桂枝 12 克，葛根 18 克，姜黄 12 克，威灵仙 12 克，白芍 12 克，生姜 12 克，大枣 15 克，炙甘草 10 克。

每日 1 剂，水煎取汁 400 毫升，每晚服 1 剂。配合颌枕带颈椎牵引，每日 1 次，每次 20~40 分钟，牵引重量 3.5~6 公斤。

【功用】养筋脉，调营卫。适用于颈椎病。

【加减】风寒湿痹型加羌活、独活、苍术；气滞血瘀型加黄芪、川芎、红花、郁金、延胡索；痰湿阻络型加陈皮、制半夏、胆南星、天麻、白术、钩藤、全蝎；肝肾不足型加仙茅、仙灵脾、巴戟天、续断、狗脊；气血亏虚型加黄芪、党参、当归、熟地、鸡血藤。

【疗效】共治疗 328 例，经治 1 个疗程，治愈 126

例（38.41%），好转 178 例（54.27%），未愈 24 例（7.32%）；经治 2 个疗程，治愈合计 182 例（55.49%），好转合计 122 例（37.19%），未愈合计 24 例（7.32%）。总有效率 92.68%。

【出处】侯庆忠，等. 中国中医急症，2005，14（8）：790

3. 舒筋活血汤加减

【组方】羌活 l2 克，荆芥 12 克，红花 6 克，防风 12 克，独活 12 克，牛膝 12 克，五加皮 12 克，杜仲 12 克，当归 12 克，续断 12 克，青皮 12 克，全蝎 12 克，蜈蚣 2 条。

水煎服，加水 500 毫升，煎至 200 毫升，每日分 2 次服，早晚各 1 次。

【功用】舒筋活络，祛湿止痛。适用于神经根型颈椎病。

【疗效】共治疗 48 例，结果显效 24 例，占 50%；有效 20 例，占 41.67%；无效 4 例，占 8.73%。总有效率 91.67%。

【出处】李凌汉. 吉林中医药，2005，25（2）：17

4. 舒颈汤

【组方】葛根、当归、生地各 18 克，威灵仙、防风、鸡血藤、白芍、香附各 15 克，秦艽、羌活各 12 克，络石藤 25 克，丹参 30 克。

水煎服，每日 1 剂，分 2 次温服。

【功用】祛邪通络，活血养血，舒筋止痛。适用于颈型颈椎病。

【加减】气虚加黄芪 30 克；痛剧加制乳香、制没药各 9 克；寒者加桂枝 12 克；热者加银花藤 30 克。

【疗效】共治疗 120 例，结果治愈 80 例，好转 32 例，无效 8 例。总有效率 93.3%。

【出处】钱天昱. 实用中医药杂志，2005，21（11）：652

5. 痛安汤

【组方】两面针 12 克，白芍 15 克，龙骨 30 克，甘草 5 克，丹参 30 克，三七 9 克，降香 12 克。

水煎服，每天 1 剂，每次以水 1000 毫升，煎至 200 毫升，分 2 次服，每次口服 100 毫升。加手法治疗，每 2 天 1 次。5~7 次为 1 疗程。

【功用】活血祛瘀，解痉止痛。适用于混合型颈椎病。

【加减】瘀肿甚加红花 6 克，白花蛇舌草 12 克；眩晕甚加钩藤 12 克，天麻 12 克；血压偏高加牛膝 12 克，泽泻 12 克；血压偏低加升麻 12 克，黄芪 15 克；

四肢酸软无力加鹿角胶 12 克（另烊）；病灶较深者加穿山甲 12 克。

【疗效】50 例中，治愈 31 例，显效 11 例，有效 6 例，无效 2 例。治愈率 62%，显效率 84%，总有效率 96%。

【出处】韦贵康，等. 广西中医药，2005，28（1）：22

6. 消眩汤

【组方】天麻、钩藤、杜仲、桑寄生、黄芪、丹参、鸡血藤、党参、葛根各 30 克，白术、茯苓、麦门冬各 20 克，桃仁、红花、苏木、川芎、当归、龙骨各 15 克，半夏 9 克，熟地黄、山茱萸各 10 克。

每日 1 剂，水煎取汁 300 毫升，分早晚 2 次服，10 日为 1 个疗程。

【功用】补肝肾，充髓海，通经络，除痰湿。适用于椎动脉型颈椎病。

【加减】气虚甚重用黄芪、党参；血虚甚加阿胶、紫河车；肾阳虚加淫羊藿、肉桂；肾阴虚加龟板、枸杞子；痰重加胆南星；瘀重加土鳖虫、大黄。

【疗效】共治疗 260 例，临床治愈 160 例，显效 48 例，有效 30 例，无效 22 例。总有效率 91.5%。

【出处】赵建，等. 河北中医，2005，27（9）：665

7. 益气活血汤

【组方】黄芪、葛根各 30 克，白芍 20 克，熟附子（先煎）、羌活、防风、地龙、威灵仙、巴戟天、桂枝、当归各 15 克，甘草 6 克。

水煎服，每日 1 剂，早晚各服 1 次，2 周为 1 疗程。

【功用】息风，除湿，祛瘀。适用于神经根型颈椎病。

【加减】血虚加何首乌；风痰盛加天麻、制半夏；肝阳上亢加水牛角（先煎）；疼痛加剧加川草乌；肾亏加怀牛膝、补骨脂、桑寄生；气滞血瘀加丹参、桃仁、红花；麻木重加桑枝、鸡血藤。

【疗效】共治疗 120 例，结果治愈 45 例，有效 59 例，无效 16 例。总有效率 86.7%。

【出处】王晓平. 实用中医药杂志，2005，21（11）：669

8. 益肾活血通络方、温经活血散

【组方】益肾活血通络方：骨碎补 15 克，鹿衔草 30 克，牛膝 12 克，延胡索 12 克，桃仁 10 克，桑枝 30 克，鸡血藤 30 克，威灵仙 12 克，王不留行 30 克，当归 10 克，葛根 30 克，何首乌 10 克。

上药先浸泡 40 分钟，煎汁 360 毫升，每日早晚

空腹温服。

温经活血散：生川乌 10 克，生草乌 10 克，生半夏 10 克，生天南星 10 克，延胡索 10 克，砂仁 12 克，细辛 15 克，没药 10 克，土鳖虫 12 克，芒硝 30 克。

上述药物共研粗末，加米醋和黄酒等量制成混合液，将其调成糊状，装入缝制好的纱布袋内（布袋的尺寸、大小视患者身高和体型而定），敷于颈部（以颈椎病变的部位为中心），外用热水袋加温加压，早晚各 1 次，每次 30 分钟，其温度以局部不起水泡、可以耐受为度。

【功用】益肾活血通络方：益肾活血，行气通络。温经活血散：温经活血通络。适用于肾虚夹瘀型颈椎病。

【加减】麻木偏重加天麻；肩臂痛甚加姜黄、伸筋草；舌有瘀斑加桃仁、红花、乳香、没药。

【疗效】经过 1~3 个疗程的治疗，73 例患者，治愈 32 例，显效 18 例，有效 16 例，无效 7 例。总有效率 90.4%。

【出处】刘大芳. 中国民间疗法，2008，（1）：37

9. 痰瘀阻络汤加味

【组方】牛蒡子 12 克，僵蚕、地鳖虫、独活、白芷、法半夏、制南星、白蒺藜各 9 克，丹参、天麻各

12 克，黄芪 30 克，炙甘草 6 克。

煎汁温服，日 1 剂。15 天为 1 疗程。

【功用】益气活血，祛风化痰，温经通络。适用于中青年人椎动脉型颈椎病。

【疗效】共治疗 43 例，结果治愈 11 例，显效 17 例，有效 12 例，无效 3 例。总有效率 93%。

【出处】苏海涛，等. 陕西中医，2008，29（3）：296

10. 止眩通痹方

【组方】葛根 25 克，丹参、泽泻、白芍药各 20 克，川芎 12 克，赤芍药、天麻、菖蒲各 10 克，胆南星、制川乌、炙甘草各 6 克，制乳香、制没药各 3 克。

水煎服，每日 1 剂，分早晚 2 次服，25 天为 1 疗程。

【功用】活血通络，开窍化痰，祛风止痛。适用于椎动脉型颈椎病。

【疗效】42 例中，治愈 9 例，好转 29 例，无效 4 例。总有效率为 90.48%。

【出处】宋鲁成，等. 陕西中医，2006，27（8）：951

11. 颈椎消痛汤

【组方】当归 12 克，鸡血藤 15 克，骨碎补 15

克，鹿衔草 30 克，杞子 15 克，葛根 30 克，桂枝 12
克，地龙 15 克，羌活 15 克，防风 15 克，马钱子
（炙）1 克，甘草 6 克。

水煎服，日 1 剂。

中药外洗：苏木 15 克，红花 15 克，伸筋草 30
克，透骨草 30 克，五加皮 15 克，海桐皮 15 克，防风
15 克，黄柏 15 克，土元 15 克，秦艽 15 克，桂枝 15
克，勾丁 15 克。

水煎洗，每日 1 次，3 日 1 剂。

配合枕颌带坐位牵引，每日 1~2 次，每次牵引
30 分钟，牵引重量为 2~5 公斤。加强颈部功能
练习。

【功用】补益肝肾，调和营卫，舒通经脉。适用
于颈椎病。

【加减】麻木重者加全蝎 10 克，蜈蚣 10 克；头
晕重者加天麻 12 克，夏枯草 30 克。

【疗效】共治疗 96 例，结果优 62 例，良 20 例，
可 10 例，差 4 例。

【出处】王书湘，等. 实用骨科杂志，2005，11
（2）：183

三、外治方药举隅

1. 外敷膏（方名系编者所加）

【组方】马钱子 90 克，广地龙 60 克，川乌 60 克，威灵仙 90 克，木瓜 60 克，青风藤 60 克，当归尾 60 克，白芍 120 克，淮山药 60 克。

上药共研为细末，加凡士林调至膏状。使用时取适量摊在纱布上，敷于大椎穴处，四周密封固定。如患者上肢症状明显，可按同样方法敷于天宗穴、曲池穴等处。春夏天每天 1 换，秋冬天 2~3 天 1 换，5 次为 1 疗程。

【功用】燥湿通络，温经散寒止痛，通利关节，养血活血。适用于神经根型颈椎病。

【疗效】87 例中，优 36 例，占 41.38%；良 31 例，占 35.63%；可 17 例，占 19.54%；差 3 例，占 3.45%。

【出处】薛文雄. 湖南中医杂志，1999，15（5）：30

2. 活血健骨膏

【组方】川乌、草乌、伸筋草、木瓜、续断、狗脊各 20 克，乳香、没药各 15 克，附子、细辛、地龙各 10 克。

　　以上十二味药粉碎成细粉，过筛，混匀，每 100 克药粉加 200 克炼蜜，搅匀即可，外贴于患处，每 3 天换 1 次膏药，15 天为 1 疗程。

　　【功用】祛风散寒，强筋健骨，活血止痛。适用于颈椎病。

　　【疗效】共治疗 200 例，结果治愈 132 例，占 66%；好转 58 例，占 29%；未愈 10 例，占 5%。总有效率 95%。治愈病例 2 年后随访无复发。

　　【出处】陈新杰，等. 中医药信息，2005，22（1）：7

　　3. 颈舒灵

　　【组方】葛根、白芍、补骨脂、麝香、马钱子等药物。

　　用纯香油加工提取制成。每贴 10 克，根据颈椎增生部位及临床症状、体征，贴敷在相应的颈椎夹脊穴上及配穴上，6 天换药 1 次，10 次为 1 疗程，疗程间隔 10 天。

　　【功用】益肝肾，强筋骨，祛风通络。适用于颈椎病。

　　【疗效】共治疗 100 例，结果经 1 疗程治愈者 40 例，显效 45 例，好转 14 例，无效 1 例。总有效率 99%。

【出处】蔡俊，等. 河北中医，1996，18
（5）：11

4. 速效颈椎膏

【组方】由生南星、生甘遂、生大戟、生芫花、
全蝎尾组成。

共合粉碎过 80 目筛，用市售黑药膏（又称黑药
肉）熔化后搅入药粉适量（老嫩用香油调整），分摊
于已准备好的膏药纸上，大小适中，用薄膜封贴面上
备用，用时掀去薄膜，找准阿是穴，用生姜汁擦净皮
肤贴上即可。如皮肤贴久不受，掀下膏药用生姜汁擦
几次，休贴 1~2 天再复贴上，1 个膏药可贴 5~7 天，
间歇敷至临床症状全部消失，1 疗程 35 天。

【功用】疏通经络。适用于颈椎病。

【疗效】共治疗 100 例，结果治愈 75 例，显效 20
例，有效 5 例。总有效率 100%。

【出处】邱志济，等. 辽宁中医杂志，1998，25
（9）：412

5. 五龙威灵膏

【组方】威灵仙、穿山甲、穿山龙、凤仙草、伸
筋草、乳香、没药、秦艽各 30 克，川乌、草乌、羌
活、独活各 20 克，山楂 60 克，五味子 40 克，血竭
25 克，麝香 10 克，黄丹适量。

　　方中除麝香、血竭、没药、乳香外，其余药物全部浸入油内（植物油），浸泡 1 周；然后把药和油全部置于锅内，用文火熬，熬至药物枯焦呈黑色，滤去药渣；再把药油倒入锅内，文火熬至药油滴水成珠不散时，再下黄丹，熬至药油呈黑色，离火，降温至60℃左右时，再把麝香、乳香、没药、血竭研细末，加入油内拌匀，冷却后捏成条，浸入水中 1 周左右（每天换 1 次凉水）以除去火毒，取一定量摊于牛皮纸或厚布上对折起来即成。

　　【功用】祛风胜湿散寒，活血化瘀通经，散结消肿止痛。适用于各种类型的颈椎病。

　　【疗效】共治疗 918 例，结果痊愈 589 例，占64.2%；显效 212 例，占 23.1%；好转 105 例，占11.4%；无效 12 例，占 1.3%。总有效率98.7%。

　　【出处】许永顺，等. 中医外治杂志，1999，8（1）：13

6. 萸乌散

　　【组方】吴茱萸 100 克，制川乌 60 克，制草乌 60克，川椒 60 克，白芥子 100 克，苏子 100 克，乳香60 克，没药 60 克，公丁香 60 克。

　　先将上药加入 500 克大青盐内拌匀，于铁锅炒时洒入 100 克陈醋，用大火爆炒至烫，取出分装入 2 个

布袋内，用细绳扎紧袋口，将 1 个药袋置于颈部进行
药熨治疗，开始药熨时因药物较烫可快速来回熨烫，
防止烫伤皮肤，待药温减退后用另 1 袋替换。每次 30
分钟，每天 3 次，4 周为 1 个疗程。药用后宜放在密
闭的容器内，每剂可连续使用 3 天。局部有伤口、溃
疡、用后皮肤过敏者忌用。

【功用】温经散寒，行气止痛，祛痰散结通络，
活血祛瘀。适用于颈型和神经根型颈椎病。

【疗效】共治疗 82 例，结果临床治愈 28 例，占
34.2%；显效 36 例，占 43.9%；有效 11 例，占
13.4%；无效 7 例，占 8.5%。总有效率 91.5%。

【出处】刘建卫，等. 中医正骨，2008，20
（2）：41

7. 骨宁膏

【组方】乳香、没药、肉桂各 15 克，川乌、草
乌、樟脑、马钱子各 10 克，麝香 2 克等。

把单味药粉碎，120 目铜筛过箩，混合后，用
30%二甲基亚砜调成糊状，取 0.1 克涂于 4 平方厘米
肤疾宁胶布上贴在所选穴位上。取穴：颈部风府穴—
大椎穴督脉循行线上椎间隙处，大杼（双）；神经根
型加肩髃、肩井、外关等，3 天 1 次（1 次贴 2 天，
休息 1 天）。

【功用】温经散寒，活血祛瘀，通络止痛。适用于颈椎病。

【疗效】共治疗 60 例，临床治愈 24 例，显效 20 例，有效 11 例，无效 5 例。总有效率为 92%。

【出处】刘玫，等. 陕西中医，2004，25（8）：711

四、其他特色疗法选录

1. 手法配合针灸疗法

【操作】软组织放松法：患者端坐，医生立于患者背后，用擦、拿、按、揉其颈后肌群、斜方肌、胸锁乳突肌至发热，并点按风池、肩井、缺盆等穴，使其颈肩背部肌肉放松约 15 分钟。牵引斜扳：令患者坐在一高度约为 40 厘米凳子上，嘱患者全身放松，双腿向前自然伸直，以左侧斜扳为例，术者立于患者后面左侧，左手掌心托患者右下颌部，右手虎口托着后枕部，右拇指刚好触着左乳突，带有向上牵引作用力，令患者仰头，轻轻让患者头部左转，然后回正，如此往复几次，确认患者颈部完全放松，再向左转至有硬性阻力时，双手同时轻用力往左后上方扳头部，一般会有脆响声，右侧如此重复。在此操作过程中，注意切忌用力过猛，听到脆响，嘱患者切勿紧张，此乃正常反应。针灸取双侧风池及痛点，用一寸针下针得气后，体壮者用泻法，体弱者用补法，针感上可达眼眶，下可达肩臂部。行针 5 分钟后留针 5～10 分钟后出针，再轻揉颈部肌肉完成治疗。全程约需 25 分钟。每 2 天 1 次，5 次为 1 疗程。

【功用】活血止痛。适用于椎动脉型颈椎病。

【疗效】共 105 例经手法配合针灸治疗 2 个疗程后评定，结果治愈 82 例，占 78.1%；好转 17 例，占 16.2%；无效 6 例，占 5.7%。总有效率为 94.3%。

【出处】麦庆春，等. 按摩与导引，2008，24（1）：20

2. 夹脊电针加赵氏正骨疗法

【选穴】颈夹脊穴（位于颈椎棘突下旁开 0.3～0.5 寸处），以病变的椎体为中心上下共取 3 对夹脊穴。

【操作】夹脊电针：患者坐位，低头伏案，取颈夹脊穴，穴位常规消毒后以 1.5～2.0 寸毫针，将针直刺入 0.8～1.0 寸，得气后行提、插、捻、转，使针感向颈肩部放射，再接通 6805 电针仪，选用疏波，频率 2～10Hz，输出强度以患者耐受为度，留针 20～30 分钟，每日 1 次。赵氏正骨：患者端坐，医者站于患者身后，先由上而下按揉颈部两侧肌肉，拿捏颈项、肩臂部，用㨰法放松颈肩部肌肉，然后以右手托住患者下颌，左手按于患者头顶部作左右摇颈，在患者颈部充分放松的情况下，托于下颌之手轻轻向后一带一收，按头顶的一手向前方一推。这时可听到一声或数声的弹响声。对于颈项后伸受限和颈椎变直者，以左手前臂垫于患者颈枕部，右手托于患者下颌向后方牵扳，使患者颈部过度后伸，部分患者也可出现弹响声。然后按拿风池穴及肩井穴。每次治疗时间 20~30 分钟，每日 1 次，10 次为 1 个疗程。

【功用】祛风通络，活血定眩。适用于椎动脉型颈椎病。

【疗效】共治疗 90 例，结果痊愈 57 例，显效 19 例，有效 9 例，无效 5 例。总有效率 94.4%。

【出处】张琴，等. 中国中医骨伤科杂志，2007，11（15）：23

3. 牵引配合针灸推拿疗法

【选穴】大椎、颈夹脊穴、肩髃、风池、肩贞、外关、合谷。

【操作】（1）牵引：颈牵，患者饭后，休息 30 分钟，牵引 30 分钟。（2）针灸取穴：大椎、颈夹脊穴、肩髃、风池、肩贞、外关、合谷，留针 30 分钟，平补平泻。痛甚加刺络拔罐法。（3）推拿：①俯卧位：

揉肩、颈、背、上肢部（患侧）10分钟；揉肩、背5分钟；拿肩贞穴、风池穴；击肩、背，结束手法。②仰卧位：扳颈部，弹拨颈部；按揉双上肢；点按双上肢穴（肩髃、风池、外关、合谷）；搓揉、拿双上肢；小鱼际击双上肢；运动肩、肘、腕关节，抖双上肢结束手法。

【功用】补益精髓，疏通清窍，化瘀止痛，舒筋活血。适用于神经根型颈椎病。

【疗效】共治疗300例，痊愈279例，显效1例，好转15例，无效5例。总有效率98.3%。

【出处】伍金素. 中医药导报，2007，13（12）：48

4. 小针刀疗法

【选穴】 颈椎棘突旁、横突周围压痛点或痛性结节。

【操作】患者坐位，低头，针刀治疗点选择颈椎棘突旁及横突周围压痛点或痛性结节，常规消毒按四部进针法，缓慢刺入，直到阳性反应，作通透切割法和疏通剥离法，如有电击感或烧灼感时要及时调整深度方向，以防损伤神经，如有剧痛，可能刺中血管应及时改变方向，一般感觉有松动感时出针，然后压迫针孔片刻，用创可贴外贴，5日治疗1次，最多5次，经针刀松解后如有椎间隙狭窄者，给予颈椎牵引手法按摩。

【功用】解痉消炎止痛。适用于颈椎病。

【疗效】共治疗 380 例，痊愈 200 例，显效 140 例，有效 40 例，随访 6 个月未见复发或加重。总有效率 100%。

【出处】余卫星，等. 中华临床医学研究杂志，2007，21（13）：3132

五、中医药治疗的优势

中医药对颈椎病的治疗优势突出。首先中医疗法致力于发挥患者整体调节功能，强调因人施治，辨证处方，注重医患双方的互动性，因此大部分病人乐于接受。再者，中医疗法灵活多样，包括中药内服、中药外治、针灸、推拿、中药离子导入、红外穴位照射、小针刀等。有学者对上述各种疗法的优越性作了综合分析，认为中药内服法优势在于既可扶正以治本，又可祛邪以治标，充分体现出中医辨证施治的治疗原则；中药外治法优势在于作用于颈椎附近的皮肤肌肉，外围的神经、血管，直接改善这些组织的血液循环，并可以反馈地影响椎管内的组织结构而达到一定的治疗作用；针灸疗法优势在于既可作用于局部，又可作用于全身，有较好的调整阴阳、活血通络止痛的作用；推拿疗法优势在于一方面其理筋手法可以改善周围软组织、神经、血管等的血液循环，达到活血通络止痛的作用，另一方面颈椎扳法可能部分或完全改变骨损筋伤对神经、血管和脊髓的压迫；中药离子导入疗法优势在于具有直流电和中药外治法双重治疗作用，同时其药物较传统的外治能更快地进入颈椎周围组织，迅速发挥消肿止痛的作用；小针刀疗法优势在于具有针和刀的两种作用，尤其是对于合并有项韧带钙化、棘上韧带和棘间韧带慢性损伤粘连以及伴有椎旁索状物的颈椎病，使用该疗法可以松解粘连组织，达到通而不痛的即刻效果，这是其他疗法无法相比的。此外，也有报道称实验研究已证实益气、化瘀、补肾等中药可以增加颈部血液供应，抵制退变椎间盘中前列腺素等炎症因子，降低胶原酶活性，增强Ⅱ型胶原的表达等，从而说明益气、化瘀、补肾等中药对延缓椎间盘的退变有积极作用。总之，中医药具有安全、有效的突出优势，适合于大多数颈椎病患者。

六、小结与展望

从上述文献资料不难看出，中医中药治疗颈椎病方法多种多样，无论中药内服，还是针灸、推拿和药物外治等，其共同的特点是改善自觉症状比较明显，且安全而副作用小，特别是近年兴起的小针刀疗法，可以迅速松解局部粘连组织，能收到即刻止痛的效果，这是其他疗法无法相比的，说明随着新技术、新疗法的不断出现，本病的疗效将逐步得到提高。至于中药内服，目前应用较多的治法是补肾填精、益气养血、活血通络、强筋壮骨、祛风除湿等，有的治法如益气、化瘀、补肾的相关方药已经现代药理、药效实验研究，初步提示其作用机理。毋庸讳言，中医药对本病的治疗，还存在着不少不足之处，特别是对病变部位的骨损筋伤（退变的组织结构），大多未能直接起到改变作用，因此还不能根本上解决问题，也就是说目前疗法尚处于治标的状态，要想达到根治目的，可以说是任重道远，殊非易事，有待今后不懈努力，争取疗效更上层楼。